皮肤病

中医外治方剂学

邓丙戌 编著

中国中医药出版社

· 北 京 ·

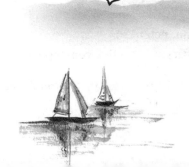

图书在版编目（CIP）数据

皮肤病中医外治方剂学/邓丙戌编著 . —北京：中国中医药出版社，2016.11（2020.11重印）

（北京市赵炳南皮肤病医疗研究中心系列丛书）

ISBN 978 – 7 – 5132 – 3713 – 0

Ⅰ. ①皮…　Ⅱ. ①邓…　Ⅲ. ①皮肤病 – 外治法 – 方剂学

Ⅳ. ①R275②R289

中国版本图书馆 CIP 数据核字（2016）第 245218 号

中国中医药出版社出版

北京经济技术开发区科创十三街 31 号院二区 8 号楼
邮政编码　100176
传真　64405750
廊坊市祥丰印刷有限公司印刷
各地新华书店经销

开本 710×1000　1/16　印张 14　字数 169 千字
2016 年 11 月第 1 版　2020 年 11 月第 4 次印刷
书　号　ISBN 978 – 7 – 5132 – 3713 – 0

定价　50.00 元
网址　www. cptcm. com

如有印装质量问题请与本社出版部调换（010–64405510）

社长热线　**010 64405720**
购书热线　**010 64065415　010 64065413**
微信服务号　**zgzyycbs**

书店网址　**csln. net/qksd/**
官方微博　**http：//e. weibo. com/cptcm**

淘宝天猫网址　**http：//zgzyycbs. tmall. com**

内容简介

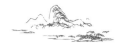

    本书从历代中医古籍记载的 1300 余首皮肤病外治方剂中，精选出 103 首作为基本方剂。在传统"八法"的基础上，遵循"以法统方"的原则，结合皮肤病的特色，将这些方剂分为清热剂、回阳逐寒剂、调和剂、治风剂、祛湿剂、解毒剂、祛腐化坚剂、生肌剂、散结剂、消肿剂、退斑剂、止痒剂、缓痛剂等进行介绍。本书每章开始特设"古籍精选"一节，旨在让读者了解"原汁原味"的皮肤病中医外治的"中医思维"。每章的内容还包括经典方、应用方、备用方与古籍原方，除"古籍原方"之外，每首方剂均设组成、制法、用法、功效、主治等；经典方与应用方大部分加有方解；经典方大部分配有方歌。

    书中还简要介绍了与皮肤病中医外治方剂密切相关的 20 种主要剂型的配制要点、50 种主要用法、外治药物的"类比选药法"、分类及有代表性的药物。

    本书可供各级中、西医皮肤科医务人员以及外科或全科医生临床参考，可以用于中医外治临方调配的培训，也可供专门从事外治或方剂研究的学者参考，还可供医学院校的师生阅读。

前 言

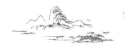

　　1970年我大学毕业后分配到北京中医医院，有幸跟师赵炳南先生学习10余年。赵老的治学思想是"师古创新"，"师古"就是必须认真研读中医古籍，先生认为这是中医人的"基本功"之一。赵老"手不释卷，乐此不疲"，通晓中医经典著作，尤其重视学习中医皮外科名著，最推崇清代《医宗金鉴·外科心法要诀》和《外科证治全生集》，不仅娴熟地掌握了书中内容并在临床运用自如，而且能背诵其中的重要段落，有关原文经常脱口而出。

　　跟随赵老研读中医皮外科古籍是从查阅中医病名（强调疾病诊断）入手，然后是病机，然后是辨证（强调首辨阴阳），最后是治疗（强调皮肤病外治方剂，认为是皮科特色）。

　　在"师古"的基础上，赵老注意"创新"，主要的方法之一是坚持皮肤病中医外治的辨证论治与临证配药，做到"一人一方"。这既提高了疗效，也陆续观察、总结出了新的皮肤病外治方剂。先生乐于自己动手配药，也指导我们这些学生自己动手配药，先生认为这是中医皮科人的"基本功"之一。

　　常有老药工前来切磋，赵老从皮肤病外治方剂的组方、选药、备料、用具、操作等各方面与他们热烈讨论，各抒己见，兴致勃勃，其乐融融。

　　跟随赵炳南先生10余年，使我养成了两个主要习惯：一是研读中医古籍，二是动手配药（成为"业余爱好"）。

　　赵老希望我们这些"年轻人"研读更多的中医皮外科古籍。我

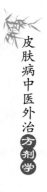

遵从师命，不敢懈怠，30余年来共查到中医皮外科古籍110余部，以其中49部为主进行研读，再从中选出《医宗金鉴·外科心法要诀》《外科正宗》《外科证治全生集》《疡科心得集》《外科精义》《外科启玄》《外科大成》《洞天奥旨》《外科证治全书》《疡医大全》等20余部进行综合精读，即首先对每部书精读，然后将20余部对照精读，接着进行整理，从病名入手，涉及皮肤病的中医特色理论及皮肤病中医外治方剂、药物、剂型及用法等。到目前为止，共整理出中医皮肤病的病名1000余个，皮肤病中医外治方剂1300余首、外治药物300余种、外治剂型30余种、外治用法近100种。在10多年前（2005年）笔者历时10年编著的《皮肤病中医外治学》中，已收录了其中外治药物、剂型、用法的大部分，唯独皮肤病中医外治方剂没能进行系统的整理，因其密切联系着中医基础理论、中药、临床诊断及治疗等多个方面，特别是皮肤病中医外治方剂究竟应该如何分类，笔者当时认识到必须再继续学习及深入探讨才能完成。

又一个10年过去了，经过进一步研读古籍及相关著作，通过对1300余首皮肤病中医外治方剂的反复分析，尝试了多种分类方法，最后选定了"依据治法的综合分类"，即在传统"八法"的基础上，遵循"以法统方"的原则，结合皮肤病中医外治的辨病和辨证特点（主要是皮损辨证、六淫辨证和自觉症状辨证等），参考其他分类方法（主要是依据病证、药性与作用的分类），采用综合分类的方法，将这1300余首皮肤病中医外治方剂主要分为清热剂、回阳逐寒剂、调和剂、治风剂、祛湿剂、解毒剂、祛腐化坚剂、生肌剂、散结剂、消肿剂、退斑剂、止痒剂、缓痛剂，共13类，然后又从中精选出103首作为本书的基本方剂。

本书在总论中，首先对皮肤病中医外治方剂的发展简史作了概述，并对皮肤病中医外治临方调配进行了简要介绍。然后依次论述皮肤病中医外治方剂与中医治法、方药运用及主要用法，最后简单介绍了 20 种皮肤病中医外治方剂的剂型及其配制要点。

本书在各论中将上述十三类皮肤病中医外治方剂分为十三章详加介绍。为了强调赵炳南先生将"师古"作为中医人的"基本功"的治学思想，每章开始特设"古籍精选"，内容包括"病证特点"与"治疗要点"两部分，是笔者从 20 余部中医皮外科经典或代表性古籍中反复比较选出的，旨在让读者了解"原汁原味"的皮肤病中医外治的"中医思维"。然后是笔者对本章方剂的简单综述。接着是对方剂的具体介绍，每章的方剂分为经典方、应用方、备用方与古籍原方。

"经典方"均选自中医皮外科经典古籍，在组方规范、临证应用等方面均堪称典范，对后世皮外科医家具有广泛影响。"应用方"重点从现代临床的实际应用考虑，尽量选择由常用或较常用的中药组成，避免有明显毒性的药物，药味较少，制法及用法不复杂，疗效比较可靠的方剂。"备用方"是供参考的方剂，"古籍原方"则是为了让读者了解古方的原貌。

全书精选皮肤病中医外治方剂 103 首，其中"经典方"共 15首，"应用方"共 24 首，二者合计 39 首，可以作为当前开展皮肤病中医外治临方调配培训的基本方剂。另有"备用方"共 51 首，"古籍原方"（除了也是经典方者）共 13 首，二者合计 64 首，可以作为开展皮肤病中医外治临方调配培训的备用方剂。

除"古籍原方"的内容之外，每首方剂均设组成、制法、用法、功效、主治等项目；在"组成"项目中，为了保持古方的原貌，本书以古籍的原文展示；在"主治"项目中，如果古籍中对本方的临床应用有完整记载者，本书尽量予以保留。"经典方"与"应用方"是笔者建议掌握与应用的基本方剂，故大部分加有方解；"经典方"中的大部分建议临床医生能够背诵，故相关方剂加有方

前言

· 3 ·

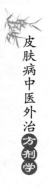

歌。为了使读者能够更顺利地将这些方剂应用于现代临床（包括中医与西医），本书在大部分中医传统病名后面均注有关联的西医疾病的病名，以供读者参考。

目前国家对于中医院皮肤科的建设以及中药制剂的应用十分重视，并出台了相关文件进行规范管理，因此本书在最后附上相关文件。其中的"中医医院皮肤科建设与管理指南（试行）"为我院皮肤科为主进行起草的，虽然目前只是征求意见稿，但对于各医院中医皮肤科建设有较大的指导意义，故仍列入本书内容。

本书在编写过程中得到了中国中医药出版社的指导与大力支持，在此表示衷心感谢！同时，我科周冬梅主任在本书编写的统筹组织、张苍主任在本书的出版工作中均做了大量工作，我科进修医师韩雪、林文苑、徐晓静、王靖、李学玲、柳文红、姜琨、廖永杰、闫洋、刘守刚、王小燕、周光海、郑淑娟、李秀秀、袁立聪参与了本书古籍原文的核对工作，在此一并表示衷心感谢！由于笔者水平有限，书中难免有不足之处，恳请读者指正。

邓丙戌

2016 年 9 月

目 录

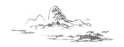

上篇◇总 论

皮肤病中医外治方剂学

下篇◇各　论

目

录

目

录

目

录

上篇 总 论

第一章 绪 论

第一节 皮肤病中医外治方剂的发展简史

一、皮肤病中医外治方剂的产生

早在原始社会时期，人类在生活实践中逐渐发现某些植物或动物具有治疗伤病的作用，这就是"药物"的最初来源。开始只是用单味药物治病，后来发现单味药物（单方）的作用有限，于是尝试着将两味或两味以上药味配合起来（复方）使用，结果取得了更好的疗效，又经过长期的不断总结，方剂才逐渐形成。

最早记载皮肤病外治方剂的是现存最早的中医临床医学文献《五十二病方》。据笔者查阅，本书仅记载鲜药外治皮肤病的方剂就达45首，其中大部分为单方，也出现了复方，例如，治疗毒虫蜇伤的方剂是："以疾（蒺）黎（藜）、白蒿封之。"即是由蒺藜与白蒿两味药组成的复方。

二、皮肤病中医外治方剂的积累

从春秋战国到晋代，以《黄帝内经》为理论指导，以《神农本草经》为药物基础，以《伤寒杂病论》为组方模式，经过长期临床积累，皮肤病中医外治方剂逐渐增多。例如，晋代《肘后备急方》

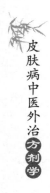

与《小品方》，均记载有较多的皮肤病中医外用方剂。特别是晋代出现了我国现存的第一部中医外科学专著《刘涓子鬼遗方》，该书重点论述对痈疽的诊断和治疗经验，也涉及瘰疬、疥、癣、面疱、热疮等皮肤病。据笔者统计，该书记载的与皮肤病相关的中医外治方剂超过70首，而且绝大部分为复方。尤其是出现了治疗同一种皮肤病记载有多首外用方剂的情况，例如治疗热疮共有7首外用方剂，其中专为小儿热疮而设的有1首；以生地黄为主药的外用方剂有3首，均命名为"生地黄膏方"，根据组方中其他药味的不同，可以分析出各首方剂之间适应证的区别。

三、皮肤病中医外治方剂的分类

晋代以后，多部中医外科专著相继问世，主要有宋代的《卫济宝书》《集验背疽方》《外科精要》，元代的《外科精义》与《仙传外科集验方》等。数部综合医书与方书也记载了大量的皮肤病中医外治方剂，例如唐代的《备急千金要方》《千金翼方》《外台秘要》，宋代的《太平圣惠方》《圣济总录》等，其中以《外台秘要》为代表，对皮肤病中医外治方剂实行以病为主的分类。

随着皮肤病中医诊断（中医病名）及皮肤病中医外治方剂的进一步增多，如何对这些方剂进行分类，以便人们更容易掌握，开始引起了中医皮外科医家的关注。元代《仙传外科集验方》较早以阴、阳的性质对外治方剂进行分类，包括治疗阳证的"敷贴凉药"（代表方剂为洪宝丹），治疗阴证的"敷贴热药"（代表方剂为回阳玉龙膏），治疗阴阳不调证的"敷贴温药"（代表方剂为冲和仙膏）。这种外用方剂的分类方法对后世具有广泛影响。

四、皮肤病中医外治方剂的系列化与多元化

明清时期，中医外科发展较快，专著纷纷涌现，并且形成

流派。

例如明代的《外科心法》《外科发挥》《外科经验方》《外科枢要》《疠疡机要》《外科理例》《外科启玄》《疡医证治准绳》《外科正宗》等；清代的《外科大成》《洞天奥旨》《外科证治全生集》《医宗金鉴·外科心法要诀》《疡医大全》《疡科心得集》《外科证治全书》《疡科捷径》《外科传薪集》《外科备要》等。还有两部方药巨著也记载了特别丰富的皮肤病中医外治方剂，即明代的《普济方》与《本草纲目》。

古代"外科三学派"中，"正宗派"的代表著作《外科正宗》收载皮肤病中医外治方剂 100 余首，"全生派"的代表著作《外科证治全生集》收载皮肤病中医外治方剂 60 余首，"心得派"的代表著作《疡科心得集》收载皮肤病中医外治方剂 60 余首。中医外科经典著作《医宗金鉴·外科心法要诀》总论部分收载皮肤病中医外治方剂 40 余首，各论部分收载近 100 首，另外还有单方、验方 60 余首。

这些著作对皮肤病中医外治方剂采用了多种分类方法，因此形成了既系列化又多元化的格局。例如按病证分类，即首先明确疾病诊断，再区分不同病情制定方剂；或按方剂的作用分类，包括麻药类方、祛腐类方、生肌类方等；或按剂型分类，包括膏药类方、丹散类方等；或按用法分类，包括敷贴类方、洗涤类方、艾灸门主方等。

第二节　皮肤病中医外治临方调配

中医皮外科古籍中所记载的中医皮肤病名数以千计，反映了中医对皮肤病诊断的贡献。大部分中医皮肤病名之后都记载有病因病机、临床表现，特别是收录了大量内治与外治皮肤病的方剂，这对

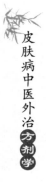

提高和丰富现代中医皮肤科的诊治水平具有十分重要的意义。

根据笔者不完全统计，有代表性的中医皮外科古籍中明确记载有外治方剂的皮肤病有 200 余种，共收录中医外治方剂 1300 余首。因此，只有坚持继承中医皮外科古籍中所记载的这些中医皮肤病名诊断，才能够正确使用这些古籍中所记载的大量外治皮肤病的方剂。

在明确疾病诊断的基础上进行辨证论治是中医的特色与优势。需要特别强调的是，历代皮外科医家不仅辨证使用内服药，对外用药的使用也以辨证为基础，并且进行临证调配。

我国现存最早的中医外科专著是晋代的《刘涓子鬼遗方》，该书对外用膏剂有以下临方调配的记载："治热疮，黄连膏方。黄连、生胡粉各三两，白蔹二两，大黄二两，黄柏二两。上五味为末，用猪脂以意调和涂之。"（注：所谓"以意调和"，就是要求在临证时应该根据热疮的皮疹变化，临时决定药末与猪脂的比例进行调配）。

宋代《卫济宝书》记载了对外用散剂的临方调配："白槟榔散，收疮口长肉。槟榔（炒）、白及、黄柏（去粗皮）、木香各半两。上为末，轻粉二钱，和匀。如疮干，即以腊月猪脂调药敷之，湿则干掺。"［注：此处既有对临方炮制的要求（槟榔需炒，黄柏需去粗皮），也有对临方制剂的要求（若疮面干，需将散剂用猪脂调配成膏剂；若疮面湿，则直接掺撒散剂）］。

明代《外科理例》使用敷药的临方调配很灵活，该书记载："敷药。脓窠治热燥湿为主，无名异、松皮炭亦主脓。干疥开郁为主，吴茱萸。肿多者加白芷开郁，干痒出血多者加大黄、黄连，猪脂调敷。湿多者油调敷，痒多加枯矾，痛多加白芷、方解石，定痒杀虫用蛇床。"

明代《外科启玄》尤其重视外用中药的临方调配，书中有一节的标题是"回阳玉龙膏加减法"，共 2000 余字。现仅举其中两段为例：

其一为"加药"的临证调药："风脚气痛不可忍，服追风丸，外以此方加面用姜汁调匀热敷效。如立止痛，加乳香、没药末于内，酒调敷最妙。"

其二为"减药"的临证调药："一法只用南星、草乌，少加肉桂，能去黑烂溃脓，谓之小玉龙。"

清代《洞天奥旨》记载了外用中药临方调配的具体操作："松黄散，治坐板疮。松香五钱、研细，雄黄一钱、研细，湿痒加苍术三钱，各为末，绵纸捻成条，腊猪油浸透，烧取油，搽上立愈。"

我科赵炳南先生对外用中药临方调配积累了宝贵经验。如《赵炳南临床经验集》对治疗慢性湿疹记载："皮肤增厚但角化不明显者，用大风子油、冰片蛋黄油、甘草油混合外用，外扑五倍子粉。痒感明显者加10%止痒药粉或5%～10%古月粉混于五倍子粉中。"

虽然中医古籍中记载了大量皮肤病外治方剂，近现代中医皮外科医家也对中医皮肤病外治方剂进行了补充，并对其组成与分类不断进行探讨，但是由于多种历史原因，皮肤病的治疗未受到重视，外治也未受到重视，所以目前的中医方剂学所涉及内容主要是针对内科系统病证，是对内治方剂的总结。

随着经济的发展和人民生活水平的不断提高，人们对皮肤病给予了越来越大的关注，因为皮肤病对进一步提高生活质量和对社交、择业等方面的影响已经变得越来越突出。随着社会的发展和医学基本知识的普及，现代的人们对治疗的安全性有了更高的要求。由于外治对胃肠道、肝脏、肾脏等脏器的不良影响明显小于内治，所以外治越来越受到人们的青睐。

当前正在积极开展的皮肤病中医外治临方调配，对于实现皮肤病外治方面的辨证论治、个体化用药、提高药效、减轻不良反应、方便患者等，具有独特的优势，也是中药新药研发的重要方面。

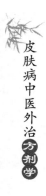

　　我国现代中医皮肤科学的奠基人赵炳南先生，遵循"师古创新"的治学思想，认真研读中医皮外科古籍，继承中医诊断和治疗的宝贵经验，坚持皮肤病中医外治的辨证论治与临证配药，对不断提高中医诊治皮肤病的水平发挥了重要的作用。赵老最推崇的中医皮外科经典古籍是清代的《医宗金鉴·外科心法要诀》和《外科证治全生集》，每当说起这些古籍中的相关记载，他总是"如数家珍""滔滔不绝"，并且在医疗实践中加以应用。例如在《赵炳南临床经验集》中，来源于《医宗金鉴·外科心法要诀》的常用外治方剂就有三妙散、白降丹、红升丹（京红粉）、柏叶散、颠倒散、羊蹄根散、密佗僧散、狼毒膏、水晶膏（灰米膏）、百部酒、蛇床子汤（蛇床子洗方）、芫花洗方等10余首。

　　皮肤病中医外治临方调配是对皮肤病患者就诊时的病情进行辨证，制定临证外治中药处方（包括药物、药量、剂型、用法、用量），并且按照外用制剂的基本要求临时调剂和配制。这就要求皮肤科医生必须能够依据患者个体的辨病辨证治疗需要和药物性能开出外治中药处方，并且提出外用中药调配的临时要求（组成、剂型等）。要做到这些，最基础的是必须掌握一定数量的治疗皮肤病的经典与实用的中药外治方剂（临证在这些方剂的基础上进行加减）。而要使皮肤科医生掌握这些外治中药方剂的知识（包括组成、制法、用法、主治等），编写一本皮肤病中医外治方剂学方面的参考书是十分必要的，这是皮肤病中医外治方剂进一步发展的需求。

第二章 皮肤病中医外治方剂学基础

第一节 皮肤病中医外治方剂与中医治法

一、方剂与治法的关系

方剂与治法均为中医学诊治体系的重要组成部分。方剂是中医在识病辨证、确立治法的基础上，按照组方原则，通过选择适当药物、适宜剂型及用法等过程，最后完成的药物有序组合。治法是治疗疾病的基础理论之一，是在识病辨证、审明病因病机的基础上制定的。治法对方剂有主导作用，既是指导方剂分类的重要依据（以法统方），也是指导方剂的药物组成与化裁的标准（方从法出）。正如金代张从正在《儒门事亲》中论述"治病"所指出的："不读本草，焉知药性。专泥药性，决不识病。假饶识病，未必得法。识病得法，工中之甲。"

二、皮肤病中医外治方剂的常用治法

《黄帝内经》为中医学奠定了治法理论的基础，《素问·至真要大论》曰："寒者热之，热者寒之，微者逆之，甚者从之，坚者削之，客者除之，劳者温之，结者散之，留者攻之，燥者濡之，急者缓之，散者收之，损者温之，逸者行之，惊者平之，上之下之，摩

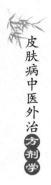

之浴之，薄之劫之，开之发之，适事为故。"文中还特别强调了"外治"："调气之方，必别阴阳，定其中外，各守其乡，内者内治，外者外治，微者调之，其次平之，盛者夺之，汗之下之，寒热温凉，衰之以属，随其攸利，谨道如法，万举万全，气血正平，长有天命。"

汗、和、下、消、吐、清、温、补之"八法"具有概括性与代表性，是临床上的常用治法。在皮肤病中医外治方剂中，与其中的清、温、和、消、补法关系最为密切。

1. 清法 是通过清热、泻火、凉血、解毒等作用，使热邪得以解除的一种治法。皮肤病中医外治方剂中的清热剂（又称敷贴凉药）即属于"八法"中之"清法"的范畴。

2. 温法 是通过发散风寒、温中散寒、温经逐寒等作用，使寒邪得以消散的一种治法。皮肤病中医外治方剂中的回阳逐寒剂（又称敷贴热药）即属于"八法"中之"温法"的范畴。

3. 和法 是通过调和或和解等方法，使半表半里之邪或阴阳、表里、脏腑不调病证得以解除的一种治法。皮肤病中医外治方剂中的调和剂（又称敷贴温药）即属于"八法"中之"和法"的范畴。

4. 消法 是通过祛湿化痰、行气活血、软坚散结等方法，使气、血、湿、痰、毒、虫等所结成的病证得以消散的一种治法。皮肤病中医外治方剂中的祛湿剂、解毒剂、祛腐化坚剂、散结剂、消肿剂、退斑剂均属于"八法"中之"消法"的范畴。

5. 补法 是通过补益的方法恢复人体正气，以治疗各种虚证的一类治法。皮肤病中医外治方剂中的生肌剂即属于"八法"中之"补法"的范畴。

第二节　皮肤病中医外治方剂的分类

一、依据病证分类

依据病证的划分来对方剂进行分类是古老而实用的一种方剂分类方法，主要包括以病为主的分类和病证结合的分类。以病为主的分类有《五十二病方》《肘后备急方》《外台秘要》等。《肘后备急方》设专节记载治疗一组皮肤病的方剂，如"治面疱发秃身臭心惛鄙丑方"；《外台秘要》设专节记载治疗一种皮肤病的方剂，如"月蚀疮方一十二首"。病证结合的分类有《备急千金要方》《疡医证治准绳》《外科正宗》《医宗金鉴·外科心法要诀》等。其中《外科正宗》记载的中医外治方剂基本都是在诊断为"某病（病名）"的前提下，再区分为"某证（或各种不同病情）"，然后列出方剂。例如首先诊断为"臁疮"，再区分"新者""稍久紫黑者""年久顽臁"等三种不同病情，然后列出外治方剂——"新者"只用三香膏、乳香法纸贴之自愈；"稍久紫黑者"，以解毒紫金膏搽扎渐可；"年久顽臁"，皮肉乌黑下陷，臭秽不堪者，用蜈蚣饯法去风毒、化瘀腐，方可得愈。

二、依据药性分类

《仙传外科集验方》依据阴、阳的性质将外治方剂分为敷贴凉药（代表方剂为"洪宝丹"）、敷贴热药（代表方剂为"回阳玉龙膏"）、敷贴温药（代表方剂为"冲和仙膏"）。

笔者尝试依据植物类、动物类、矿物类外用中药分析古代"外科三学派"的代表著作（《外科正宗》《外科证治全生集》《疡科心得集》）的主要皮肤病外治方剂（共计193首）的中药组成情况。其

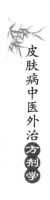

中植物类外用中药 50 种（例如大黄、黄柏、白芷等），动物类外用中药 6 种（例如珍珠、蜈蚣、血余炭等），矿物类外用中药 8 种（例如滑石、石膏、赤石脂等）。

三、依据作用分类

《医宗金鉴·外科心法要诀》依据中医外治方剂的作用进行分类，主要包括祛腐类方，代表方剂为白降丹、红升丹等；生肌类方，代表方剂为生肌玉红膏、轻乳生肌散等；麻药类方，代表方剂为外敷麻药等。

四、依据用法分类

《疡医大全》依据中医外治方剂的用法进行分类，主要包括敷药法的痈疽敷药门主方，代表方剂为如意金黄散、芙蓉膏等；溻渍法的溻渍门主方，代表方剂为木香溻肿汤、升麻溻肿汤等；艾灸法的艾灸门主方，代表方剂为陈艾圆、豆豉饼等；神灯照法的火照门主方，代表方剂为火照散等。

五、依据剂型分类

《医宗金鉴·外科心法要诀》与《疡医大全》依据中医外治方剂的剂型进行分类，主要包括膏药类方，代表方剂为绛珠膏、加味太乙膏等；痈疽门丹散主方，代表方剂为阴阳至圣丹、海浮散等。

六、依据治法的综合分类

"汗、和、下、消、吐、清、温、补"是中医治法的传统"八法"，对近现代方剂的分类具有重要影响。本书即是在传统"八法"的基础上，遵循"以法统方"的原则，结合皮肤科的特色（主要是皮肤损害等），参考其他分类方法（主要是依据病证、药性与作用的分类），采用综合分类的方法，将皮肤病中医外治方剂分为清热剂、回阳逐寒剂、调和剂、治风剂、祛湿剂、解毒剂、祛腐化坚剂、生肌剂、散结剂、消肿剂、退斑剂、止痒剂、缓痛剂共13类，收录方剂合计103首，每章的方剂又分为经典方、应用方、备用方与古籍原方。

103首外用方剂中的"经典方"共计15首，均选自中医皮外科经典古籍，在组方规范、临证应用等方面均堪称典范，对后世皮外科临床具有广泛影响。

103首外用方剂中的"应用方"共计24首，重点从现代临床的实际应用考虑，尽量选择由常用或较常用的中药组成，避免有明显毒性的药物，药味较少，制法及用法不复杂，疗效比较可靠的方剂。

以上"经典方"与"应用方"合计39首，可以作为当前开展皮肤病中医外治临方调配培训的基本方剂。

103首外用方剂中还包括"备用方"51首和"古籍原方"13首，可以作为开展皮肤病中医外治临方调配培训的备用方剂。

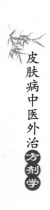

第三章 皮肤病中医外治方剂的
方药运用及主要用法

第一节 皮肤病中医外治方剂的药物

一、皮肤病中医外治方剂的选药方法——类比选药法

类比选药法是通过取象比类的方法，一方面与内治之药类比，以充分将内治之药用于外治；另一方面与中药的各种性能类比，以充分将中药的各种性能用于外治。实际上，在中药治疗方面广为流传的"以色治色""以形治形""以毒攻毒"等，均是类比选药法在某一方面的应用。

1. 与内治之药类比

即当外治辨证的结果与内治之药所针对的"证"类似时，根据类比选药的方法，外治之药可以类比选用内治之药。例如当外治辨证有风邪时，即可将内治之散风药试用于外治；当外治辨证有血瘀时，即可将内治之活血药试用于外治等。

2. 与中药的各种性能类比

当外治辨证的结果反映皮损的颜色、形态、软硬、干湿及染毒等情况时，根据类比选药的方法，可与中药的各种性能（如药物的颜色、形态、比重、硬度、酸碱度、滑涩、毒性、腐蚀性、刺激性以及入药部位等）类比试用于外治。例如：

（1）白色可以中和黑色，根据类比选药的方法，黑色的皮损可以外用白色的药物治疗。例如《医宗金鉴·外科心法要诀》记载外用众多白色的药物组成的"玉容散"（包括白蔹、白及、白芷、白术、白僵蚕、白茯苓、白附子、白扁豆、白丁香等）治疗黧黑斑等色素增加性皮肤病。

（2）"重物"可以压实"水肿"，根据类比选药的方法，水肿的皮损可以外用性质沉重的药物压之。例如外用银粉散治疗肉芽水肿的主要机理之一正是利用其中所含黑锡（铅）的重压作用。

（3）"摩擦"可以使"硬物"变薄，根据类比选药的方法，坚硬的皮损可以外用某些药物摩擦之。例如赵炳南先生正是利用海螵蛸"有密布的小疙瘩状隆起"的坚硬的骨质背部摩擦治疗角化性皮肤病。

（4）酸性或碱性的物质有软化或腐蚀作用，根据类比选药的方法，肥厚或增殖性皮损可以用酸性或碱性的药物软化或腐蚀之。例如外用食醋熬制的黑布药膏可以软化瘢痕疙瘩，外用生石灰制成的水晶膏可以腐蚀鸡眼等。

（5）油脂有滋润作用，根据类比选药的方法，干燥的皮损可以外用油脂类药物滋润之。例如外用甘草油可以治疗皮肤皲裂等。

（6）收涩性的物质有拔干作用，根据类比选药的方法，湿润的皮损可以外用收涩性的药物治疗。例如外用炉甘石和明矾等可以治疗多汗症等。

（7）某些有毒性的物质有"以毒攻毒"的作用，根据类比选药的方法，一些辨证有毒邪的皮肤病可以外用某些有毒性的药物治疗。例如外用有毒性的斑蝥可以蚀除有毒的恶肉等。

（8）高温有使皮肤血液运行加速甚至烧焦皮肤组织的作用，根据类比选药的方法，将某些药物加热后外敷可以治疗皮肤有瘀血的

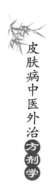

病证，或点燃药物可烧灼疣赘等。

二、皮肤病中医外治药物的分类及举例

皮肤病中医外治药物的分类与皮肤病中医外治的辨病和辨证特点（主要是皮损辨证、六淫辨证和自觉症状辨证等）相对应，采用有皮肤病中医外治特色的分类方法，主要包括针对六淫辨证的驱除六淫药和与之相关的解毒杀虫药、除垢去臭药等；针对皮损辨证的消肿退斑药、去坚散结药、蚀肉提脓平胬药、生肌固皮药、引赤发疱药、生发护发药、止汗药等；针对自觉症状辨证的止痒药和缓痛药等；此外，还有安抚保护药、开窍透肉药等。当然，皮肤病中医外治必须重视整体辨证，故在皮肤病中医外治药物的分类中设有补虚药、理血药等。

（一）外治药物分类

1. 驱除六淫药

（1）治风药：治风药是一组能够祛除风邪的外用药。外用治风药主要是与内治之药类比选药，一般可分为清热疏风药、燥湿散风药、疏散风寒药、祛风杀虫药、活血散风药及搜风熄风药等。

（2）清热药：清热药是一组能够清解热邪的外用药。外用清热药主要是与内治之药类比选药，这些药多性味寒凉，根据热邪的程度、部位及兼证之不同，又可分为清热泻火药、清热凉血药、清热解毒药、清热燥湿药等。

（3）祛湿药：祛湿药是一组能够祛除湿邪或有收涩作用，可使患处水疱干涸、渗出减少、糜烂面干燥的外用药。外用祛湿药的选药方法可分为两类：其一是与内治之药类比选药，即选用内治具有燥湿、化湿或利湿功效的药物；其二是与中药的各种性能类比选药，选择具有收涩拔干性能的药物外用，以奏除湿之功。

（4）逐寒药：逐寒药是一组能够驱除寒邪、温经通络的外用药。外用逐寒药主要是与内治之药类比选药，这些药物性均温热，根据兼证又可分为散风逐寒药、除湿驱寒药、温经通络药、回阳逐寒药等。

（5）润肤药：润肤药是一组能够润泽皮肤，增加皮肤弹性，防止皮肤干燥粗糙及皲裂的外用药。外用润肤药的选药方法可分为两类：其一是与内治之药类比选药，即选用内治具有养阴、补血等功效的药物；其二是与中药的各种性能类比选药，选用油脂类药物（例如植物种仁及植物油、动物脂肪及动物油等）、矿物类润肤药（例如凡士林等）、胶、蜡类润肤药（例如虫白蜡等），以及其他可能有润肤作用的中药。因为这些药物涂在皮肤上能防止水分过度蒸发，而皮肤特别是角质层的水分含量降低是引起皮肤干燥变脆易裂的重要原因。

2. 解毒杀虫药

解毒杀虫药是一组能够祛除毒邪和（或）杀灭毒虫的外用药。外用解毒杀虫药的选药方法可分为两类：其一是与内治之药类比选药，即选用内治具有清热解毒、除湿解毒、杀虫解毒及以毒攻毒等功效的药物；其二是选用某些只能外用的有毒性的物质，以达"以毒攻毒"的功效。

3. 除垢去臭药

除垢药是一组能够清除皮损上的污垢的外用药，这些污垢主要包括鳞屑、结痂、浆液、脓液及陈旧药物或其他污物；去臭药是一组能够消除或减轻皮肤局部臭味的外用药。由于皮肤局部臭味的产生常与多汗症有关，故某些具有燥敛之性的止汗药多有去臭之功；另一类去臭药则具有芳香辛散之性。除垢去臭药主要是与中药的各种性能类比选药。

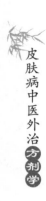

4. 补虚药

补虚药是一组具有补养人体气、血、阴、阳等的外用药。外用补虚药主要是与内治之药类比选药，一般可分为补气药、补血药、补阳药、补阴药等。

5. 理血药

理血药主要包括活血药与止血药。活血药是一组能够行血化瘀、通经活络的外用药。由于导致血瘀的原因不同，本组药物可分为治疗热毒郁结的凉血活血药，治疗寒邪外侵的温通活血药，治疗外伤或瘀血的逐瘀活血药，还有治疗风寒湿邪阻滞血脉筋络的舒筋活血药等。止血药是一种能够制止皮肤及黏膜局部出血的外用药，此类药物多具有收敛、凝固或吸附作用。活血药主要是与内治之药类比选药，止血药主要是与中药的各种性能类比选药。

6. 消肿退斑药

消肿药是一组能使肿胀性皮损消退的外用药。根据引起肿胀的原因不同，此类药物可分为清热消肿药、温通消肿药、除湿消肿药、化痰消肿药和散瘀消肿药。退斑药是一组能够消退皮肤上异常色素斑的外用药，主要可分为消白斑药、退黑斑药、退杂色斑药等。消肿药主要是与内治之药类比选药，退斑药主要是与中药的各种性能类比选药。

7. 去坚散结药

去坚药是一组能够除去角化坚皮的外用药，此类药物具有剥离作用或腐蚀作用者，称为剥脱去坚皮药；具有发疱作用者称为发疱去坚皮药；另外还有的药物可用其摩擦患处而达去坚皮之目的。散结药是一组能够消散皮下结节或肿物的外用药。结节可由毒邪结聚引起，亦可由湿痰凝结所致，前者需用解毒散结药，后者则用化痰散结药或祛湿散结药。去坚药主要是与中药的各种性能类比选药，其中有一些药是只能外用不能内服的；散结药主要是与内治之药类比选药。

8. 蚀肉提脓平胬药

蚀肉药是一组能够破坏皮肤组织，蚀除腐肉疣赘，并有一定刺激性的外用药。此类药物可分为峻蚀药及缓蚀药，前者腐蚀作用强烈，不但能较快蚀除腐肉疣赘，而且也容易损伤健康组织，常引起剧烈疼痛；后者腐蚀作用缓和，较高浓度或较长时间可以蚀除腐肉疣赘，部分药物可能损伤健康组织，并有某种刺激性。

提脓药是一组能使皮损内蓄之脓液早日排出的外用药。凡已溃脓之皮损，若脓水不能及时排出，则可能向内攻蚀而加重病情。排脓不畅可因脓栓或腐肉难脱所致，应用追蚀提脓药；或因皮损根脚散漫不能聚脓排脓所致，应用围箍提脓药；亦可因疮面阴寒所致，应用温阳提脓药；毒邪日久、排脓不畅可用攻毒排脓药；肿胀明显、排脓不畅可用消肿排脓药。

平胬药是一组能够平复疮口增生胬肉的外用药。胬肉突出，肉芽水肿，则妨碍疮面的正常生长，所以消除胬肉对疮面的恢复有非常重要的意义。本类药物主要利用腐蚀、收敛或重压作用达到平胬之效。

蚀肉提脓平胬药主要是与中药的各种性能类比选药，其中有较多的药物是只能外用不能内服的；少数情况可与内治之药类比选药。

9. 生肌固皮药

生肌药是能够促进新肉生长，使皮损加速愈合的外用药。当疮面脓水将尽或腐脱新生时，若仅仅依靠机体自身的再生能力来长肉收口，则较缓慢；若久病体虚，机体再生能力低下，则疮口更难愈合，此时均常用生肌药。新肉生长需得到充分营养，而这主要依赖于血液的运行不息，来源旺盛，因此生肌药多具有活血理血作用。同时，在生肌过程中，外用药可使疮面保留有一层无菌的稀薄黏

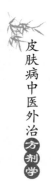

液，这层黏液有类似培养液的作用（煨脓长肉），既可保护疮面，又可促进肉芽生长。另外，适当的刺激也对生肌有促进作用。

固皮药是一组能够使皮肤加固的外用药。其中一些药物可在局部轻度收敛或成膜而起到养护作用，称为养护固皮药；还有一些药物对患处有轻度兴奋或刺激作用，但不产生迅速破坏或迅速脱皮，在反复继续应用之后可使角质层正常化，称为刺激固皮药。

生肌固皮药部分与中药的各种性能类比选药，部分与内治之药类比选药。

10. 引赤发疱药

引赤发疱药是一组能够刺激皮肤充血、发生水疱的外用药。这些药物大多具有一定刺激性或毒性，其药理作用较强，主要用于发疱疗法、药物灸法及经皮给药制剂，也可利用局部皮肤用药治疗局限性肥厚、角化性皮肤病，或利用经络作用、穴位用药以治疗泛发性或全身性皮肤病。引赤发疱药主要与中药的各种性能类比选药。

11. 生发护发药

生发护发药是一组能够治疗脱发或养护毛发的外用药。辛热之品可刺激毛发生长，补益之品可促进毛发生长，涩敛之品可抑制脂溢而有益于毛发生长，故生发药主要有刺激生发、补益生发和涩敛生发三种。护发药以补益为主，亦包括部分涩敛之品。生发护发药部分与中药的各种性能类比选药，部分与内治之药类比选药。

12. 止汗药

止汗药是一组能够制止或减轻局部出汗异常的外用药。此类药物多具有吸附、收敛之性，因而可有止汗作用。止汗药部分与中药的各种性能类比选药，部分与内治之药类比选药。

13. 止痒药

止痒药是一组能够消除或减轻皮肤瘙痒的外用药。依据中医对痒的辨证，本组药物可分为祛风止痒药、清热止痒药、除湿止痒

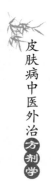皮肤病中医外治方剂学

药、杀虫止痒药、润肤止痒药和逐瘀止痒药等。另外，还有一类药物主要作用于末梢血管，使血管扩张而发挥散热清凉止痒作用，称为刺激止痒药及清凉止痒药。止痒药主要是与内治之药类比选药，也有的与中药的各种性能类比选药。

14. 缓痛药

缓痛药是一组能够缓解皮损局部疼痛的外用药。疼痛是气血凝滞引起的，所谓"不通则痛"，故多种活血理气药具有一定的外用止痛效果，此即化瘀缓痛药；寒邪及热邪均可导致气血不通畅而发生疼痛，故又有清热缓痛药和驱寒缓痛药；另外，甘味可缓和拘急疼痛，称为甘味缓痛药；部分药物有局部麻醉作用，称为局麻缓痛药。缓痛药主要是与内治之药类比选药，也有的与中药的各种性能类比选药。

15. 安抚保护药

安抚保护药是一组能够保护皮肤及皮损面，减缓外来不良刺激的外用药。这些药物本身性质缓和，无刺激性，并有一定干燥、收敛、润滑或隔离作用。安抚保护药部分与中药的各种性能类比选药，部分与内治之药类比选药。

16. 开窍透肉药

开窍透肉药是一组辛香走窜，可以开窍通经透肉，引佐药气入内的外用药。

（二）外治药物举例

据笔者初步统计，皮肤病中医外治方剂所使用的药物主要有300余种。现将本书所收录的103首外治方剂中被应用至少2次的外治药物选择有代表性的36味药介绍如下。

1. 菊花

性味苦而甘、寒，《汤液本草》记载："治身上诸风……治四肢

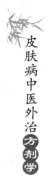

游风，利血脉。"是治风剂的经典方"海艾汤"的主药之一。此外，本药还被用于退斑剂的备用方"玉容丸"，散结剂的备用方"丹参膏"等。（注：菊花外用主要属清热疏风药，也可用作清热缓痛药）

2. 薄荷

性味辛凉，《本草纲目》认为其"辛能发散，凉能清利，专于消风散热"，是治风剂的经典方"海艾汤"的佐药之一。其还被用在清热剂的应用方"清凉汁"中，以加强清凉止痒之效。（注：薄荷外用主要属清热疏风药，也可用作清热缓痛药及清凉止痒药）

3. 威灵仙

味苦，气温。《本草蒙筌》记载："散爪甲皮肤风中痒痛，利腰膝踝湿渗冷疼。盖性好走，能通行十二经，为诸风湿冷痛要药也。"故为止痒剂的经典方"溻痒汤"之佐药，并且是治风剂的备用方"大风疮洗方"中的散风药之一。（注：威灵仙外用主要属除湿驱寒药及燥湿散风药，也可用作除湿止痒药、祛湿缓痛药）

4. 独活

味苦、辛，性微温，可除湿祛风、通痹止痛。《本草纲目》记载："治风寒湿痹，酸痛不仁……散痈疽败血。"故为消肿剂的经典方"葱归溻肿汤"之君药。独活作为"土之精"，可以"动荡凝滞血脉，散骨中冷痛，去麻痹湿"，故又为调和剂的经典方"冲和膏"的主药之一。此外，本药有祛风温散作用，还被用于退斑剂的备用方"玉容丸"，回阳逐寒剂的备用方"抑阴散"，散结剂的备用方"丹参膏"等。（注：独活外用主要属燥湿散风药及除湿驱寒药，也可用作除湿止痒药）

5. 荆芥

味辛、苦，性温。《本草蒙筌》云："发表汗解利诸邪，通血脉传送五脏。下瘀血除湿痹，破结聚散疮痕。捣和醋，敷风肿疔疮。"故（荆芥穗）用于治风剂的经典方"海艾汤"之臣药。本药有疏散风寒作用，还被用于回阳逐寒剂的经典方"阳和解凝膏"以及治风剂的备用方"大风疮洗方"，退斑剂的备用方"玉容丸"，调和剂的备用方"阴阳至圣膏"，散结剂的备用方"化核膏"等。（注：荆芥外用主要属疏散风寒药）

6. 防风

味辛、甘，性温。《神农本草经百种录》曰："防风治周身之风，乃风药之统领也"，故其在治风剂的经典方"海艾汤"与应用方"三圣地肤汤"中均被用作主药之一（臣药）。在治风剂的备用方"熨风散""大风疮洗方"中也都用到了防风。因其疏散风寒的作用，被用在回阳逐寒剂的经典方"阳和解凝膏"之中，还在具有祛风消肿功效的消肿剂的应用方"升麻溻肿汤"中作为臣药。此外，在调和剂的备用方"阴阳至圣膏"，散结剂的备用方"化核膏""琥珀膏""丹参膏"，退斑剂的经典方"玉容散"以及备用方"摩风膏""玉容丸"中，都用到了防风。（注：防风外用主要属疏散风寒药，也可用作祛风止痒药）

7. 天花粉

性味甘、微苦、寒，《本草纲目》记载："治热狂时疾，通小肠，消肿毒，乳痈发背，痔瘘疮疖，排脓生肌长肉，消仆损瘀血。"故在清热剂的经典方"如意金黄散"中为君药，在清热剂的应用方"洪宝丹"中亦为君药，在解毒剂的备用方"清凉消毒散""箍毒神丹"中也是作为主药。需要特别指出的是，本药除了与其作为内治之药的功效（清热泻火解毒）类比之外，还与其另外的性能即药物的颜色进行类比。天花粉色白，《本草纲目》记载："用根作粉，洁白美好。"根据以色治色的类比选药法，黑色的皮损可以外用白色的药物治疗，所以在退斑剂的经典方"玉容散"中选用了天花粉作为臣药。（注：天花粉外用主要属清热泻火药、围箍提脓药及退斑药）

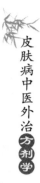

8. 寒水石

味辛而咸，气寒。《本草纲目》记载："主治身热，腹中积聚邪气，皮中如火烧。"寒水石可以清热泻火，故在具有清热消肿、理血止痛作用的缓痛剂经典方"乳香定痛散"中用为臣药，还被用在解毒剂的经典方"雄黄解毒散"中，清热剂的应用方"二黄散"也使用了本药。（注：寒水石外用主要属清热泻火药）

9. 石膏

性味辛、甘、大寒，生石膏清热泻火，煅石膏收涩拔干。《本经逢原》云："治时气头痛身热，三焦大热，皮肤热。"故生石膏被用于具有清热祛风、除湿杀虫功效的祛湿剂的应用方"蛇床子散"，及具有清热化腐、生肌定痛功效的生肌剂的备用方"生肌定痛散"中；煅石膏则被用于祛湿剂的备用方"石珍散""四黄散""青蛤散"中。（注：生石膏外用主要属清热泻火药，煅石膏外用主要属收涩拔干药）

10. 生地黄

性味甘、苦、大寒。《本草求真》指出："力专清热泻火，凉血消瘀。"故清热剂的备用方"治热疮生地黄膏方""清凉膏""药油方""黄连膏"中均用此药。因为具有凉血消瘀的功能，生地黄也被用于消肿剂的应用方"升麻漏肿汤"和备用方"漏肿汤"中。此外，调和剂的备用方"阴阳至圣膏"中也使用生地黄。（注：生地黄外用主要属清热凉血药）

11. 赤芍

性味酸、苦、寒，可凉血活血、消肿止痛。《本经逢原》记载："除血痹，破坚积，止痛……善行血中之滞也。"故本药在清热剂的应用方"洪宝丹"中是臣药。赤芍作为"火之精，能生血活血，散瘀除痛"，所以也是调和剂的经典方"冲和膏"的主药之一。在回阳逐寒剂的经典方"阳和解凝膏"中，赤芍则用为佐药，即利用本药的凉血活血功效，既佐助该方剂主药（草乌、肉桂等）的活血破

瘀作用，又用其寒性，反佐这些温热之品可能引起的燥邪伤阴。（注：赤芍外用主要属清热凉血药及凉血活血药）

12. 漏芦

味苦、咸，气寒。《本草蒙筌》记载："治身体风热恶疮，去皮肤瘙痒瘾疹。"《本经逢原》记载："治热毒恶疮……为消毒排脓杀虫要药。"故本药在治风剂的应用方"漏芦汤"中为君药，在清热剂的应用方"二黄散"中为臣药。此外，漏芦还用于消肿剂的备用方"漏肿升麻汤"中。（注：漏芦外用主要属清热解毒药）

13. 马齿苋

性味酸、寒。《本草纲目》认为："治痈疮，杀诸虫。"用于清热剂的备用方"青苋膏"与解毒剂的备用方"龙马丹"中。（注：马齿苋外用主要属清热解毒药及清热消肿药，也可用作清热止痒药）

14. 黄柏

味苦性寒，可清热燥湿、解毒疗疮。《汤液本草》云："疗惊气在皮间，肌肤热赤起。"故本药在祛湿剂的经典方"三妙散"与应用方"碧玉散"中均为君药，在祛湿剂的应用方"蛇床子散"中为臣药，在清热剂的应用方"二黄散"中为君药，在清热剂的经典方"如意金黄散"及应用方"清凉汁"中均为臣药。在祛湿剂的备用方"石珍散""四黄散""青蛤散""粉黄膏"及清热剂的备用方"药油方"中也都使用了黄柏。此外，在解毒剂的备用方"龙马丹""清凉消毒散"中也使用了黄柏。（注：黄柏外用主要属清热燥湿药、清热解毒药及除湿消肿药）

15. 黄连

性味苦寒，可清热除湿、解毒消肿。《本草蒙筌》记载："消恶疮恶痈，却湿热郁热。"故本药在清热剂的应用方"清凉汁"与"二黄散"中都是君药，而且在清热剂的备用方"治热疮生地黄膏方""清凉膏""药油方""黄连膏"中也均使用了黄连。（注：黄

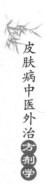

连外用主要属清热燥湿药、除湿消肿药及清热解毒药）

16. 栀子

气味苦、寒。《本草崇原》认为："主治五内邪气，胃中热气，面赤，酒疱渣鼻，白癞，赤癞，疮疡。"故在清热剂的应用方"清凉汁"中为臣药，在清热剂的备用方"清凉膏"中为君药。本药还被用于消肿剂的备用方"漏肿升麻汤"中。（注：栀子外用主要属清热泻火药、清热解毒药、清热燥湿药及清热消肿药）

17. 大黄

性味苦寒，可清热解毒、破瘀消肿。《本草蒙筌》言其"破癥坚积聚止疼，败痈疽热毒消肿"，故在解毒剂的应用方"捣毒散"中用为君药，在调和剂的应用方"颠倒散"中亦用为君药，在清热剂的经典方"如意金黄散"中用为臣药。本药在回阳逐寒剂的经典方"阳和解凝膏"中用为佐药，既可佐助该方剂的温热主药的活血破瘀作用，又可用其寒性反佐这些温热药可能引起的燥邪伤阴。本药还被用于祛湿剂的备用方"四黄散"和治风剂的"追风逐湿膏"等中。（注：大黄外用主要属清热解毒药、清热泻火药及散瘀消肿药）

18. 苍术

性味苦、辛、温，可收敛燥湿。《本草备要》认为："苍术能径入诸经，疏泄阳明之湿，通行敛涩"，故在祛湿剂的经典方"三妙散"中为臣药。而在清热剂的经典方"如意金黄散"中，苍术作为温性佐药，一方面可以佐制苦寒的君药与臣药可能引发的"冰凝肌肉"，又可以祛除皮损处久蕴的湿浊。（注：苍术外用主要属祛除湿邪药及除湿止痒药）

19. 木通

性味苦、寒，可除湿利水、活血通经，用于祛湿剂的备用方"七宝散"，散结剂的备用方"琥珀膏"与散结剂的"十香膏"等。（注：木通外用主要属祛除湿邪药及祛湿散结药）

20. 枯矾

性味酸、涩、寒。《本草纲目》记载："燥湿解毒追涎，止血定痛，食恶肉，生好肉，治痈疽疔肿恶疮。"故在具有清热燥湿、解毒止痒功效的止痒剂的备用方"枯矾散"中为主药，在生肌剂的"祛湿生肌散"中亦为主药。本药还被用于止痒剂应用方"藜芦膏"、散结剂备用方"阿魏化坚膏"及退斑剂备用方"玉容丸"中。（注：枯矾外用主要属收涩拔干药及收涩止汗药，也可用作除垢药及燥敛除臭药）

21. 草乌

味辛、苦，性大热，有大毒。《本草分经》曰："搜风胜湿，开顽痰，治顽疮，以毒攻毒，颇胜川乌。"故本药在回阳逐寒剂的经典方"阳和解凝膏"和"回阳玉龙膏"中为君药，在回阳逐寒剂的备用方"抑阴散"中亦为君药，在回阳逐寒剂的应用方"阳铁箍散"中为臣药。此外，草乌还被用于治风剂的"追风逐湿膏"，祛腐化坚剂的备用方"元珠膏"及缓痛剂的备用方"止痛麻药"等。（注：草乌外用主要属散风逐寒药及逐寒缓痛药）

22. 桂枝

味辛、甘，性温。《本经逢原》记载："开腠理，解肌发汗，去皮肤风湿，此皆桂枝所治。"故在回阳逐寒剂的经典方"阳和解凝膏"中为君药，在治风剂的"追风逐湿膏"中亦为主药。（注：桂枝外用主要属温经通络药及逐寒缓痛药）

23. 艾叶

味苦，性温。《本草纲目》记载艾叶"利阴气，生肌肉，辟风寒"，故在治风剂的经典方"海艾汤"中为君药，在回阳逐寒剂的备用方"艾漏法"中为主药。（注：艾叶外用主要属温通消肿药、散风逐寒药，也可用作逐寒缓痛药及杀虫止痒药）

24. 白芥子

性味辛温。《本经逢原》曰："有利气豁痰，散痛消肿辟恶之

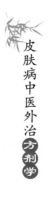

功。"故在回阳逐寒剂的应用方"阳铁箍散"中为臣药，在散结剂的备用方"化核膏"中为主药。（注：白芥子外用主要属温经通络药、化痰散结药，也可用作引赤发疱药）

25. 雄黄

性味辛、温，有毒。《本草蒙筌》认为："杀蛇虺虫毒……除鼠瘘痔疽，积聚疥癣。"故在解毒剂的经典方"雄黄解毒散"中为君药，在退斑剂的应用方"雄蛇散"中为君药，在解毒剂的备用方"雄硫散"中亦为君药，在解毒剂的备用方"清凉消毒散"中为主药。本药还被用于止痒剂的应用方"藜芦膏"，散结剂的备用方"阿魏化坚膏"，散结剂的"结毒灵药方""十香膏"，退斑剂的备用方"硫黄膏""大黑神膏"，退斑剂的"雌雄四黄散"等。（注：雄黄外用主要属以毒攻毒药、杀虫止痒药，也可用作退斑药及缓蚀药）

26. 硫黄

性味酸、温，有毒。《神农本草经百种录》指出："阴湿所生之疾，惟阳燥之物能已之。"故在调和剂的应用方"颠倒散"中外敷本药以治疗"阴湿所生"的面鼻"起碎疙瘩，破出白粉汁，久成白粒如黍米状"等症。本药还被用于回阳逐寒剂的备用方"艾淬法"，解毒剂的备用方"雄硫散"，退斑剂的备用方"硫黄膏"，退斑剂的"雌雄四黄散"及散结剂的"结毒灵药方"。（注：硫黄外用主要属解毒杀虫药、回阳逐寒药、退斑药，也可用作刺激固皮药）

27. 狼毒

性味辛平，有大毒，可以毒攻毒。《本草蒙筌》指出："破积聚痰癖痕症，去恶疮鼠瘘疽蚀。"故在止痒剂的备用方"狼毒膏"中为君药，在止痒剂的经典方"淆痒汤"中为臣药。本药还被用于回阳逐寒剂的备用方"抑阴散"中。（注：狼毒外用主要属以毒攻毒药及杀虫止痒药，也可用作引赤发疱药）

28. 蜈蚣

性味辛、温，有毒，能除风攻毒、散结软坚。《本草分经》记载："善走能散，去风杀虫"，故在散结剂的应用方"金倍散"中作为君药，在祛腐化坚剂的应用方"神功紫霞丹"中亦作为君药。本药还被用于散结剂的备用方"阿魏化坚膏"中。（注：蜈蚣外用主要属以毒攻毒药、解毒散结药、攻毒提脓药及祛风止痒药）

29. 天南星

性味苦、辛、温，有毒，功能除痰破坚消肿。《本草纲目》曰："天南星，主中风麻痹，除痰下气，利胸膈，攻坚积，消痈肿，散血堕胎。"故在散结剂的经典方"二白散"中作为君药，在回阳逐寒剂的经典方"回阳玉龙膏"中作为主药，在清热剂的经典方"如意金黄散"中用为佐药。天南星还被用于回阳逐寒剂的应用方"阳铁箍散"以及备用方"抑阴散"与"白敷药"中。缓痛剂的备用方"止痛麻药"和治风剂的"追风逐湿膏"中也使用了本药。（注：天南星外用主要属化痰消肿药、化痰散结药，也可用作逐寒缓痛药）

30. 当归

性味甘温，《本草纲目》记载："破恶血，养新血……润肠胃筋骨皮肤，治痈疽，排脓止痛，和血补血。"故在生肌剂的经典方"生肌玉红膏"中作为君药，在回阳逐寒剂的经典方"阳和解凝膏"中为臣药，在消肿剂的经典方"葱归溻肿汤"中亦为臣药。此外，本药还被用于清热剂的备用方"药油方"，调和剂的备用方"阴阳至圣膏"，治风剂的备用方"熨风散""地骨皮汤"，祛湿剂的备用方"七宝散"，散结剂的备用方"琥珀膏"等。（注：当归外用主要属养血药、生肌药、补益生发药、化瘀缓痛药）

31. 乳香

性味辛、苦、温。《本草蒙筌》记载："疗诸般恶疮及风水肿毒，定诸经卒痛并心腹急疼。亦入敷膏，止痛长肉。"故在缓痛剂

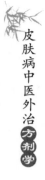

的经典方"乳香定痛散"中作为君药，在生肌剂的应用方"腐尽生肌散"中作为君药，在缓痛剂的备用方"华佗累效散"中亦作为君药；在回阳逐寒剂的经典方"阳和解凝膏"中用为臣药，在回阳逐寒剂的应用方"火龙膏"中亦用为臣药。本药还被用于调和剂的备用方"阴阳至圣丹""阴阳至圣膏"，解毒剂的备用方"清凉消毒散"，祛腐化坚剂的备用方"提毒丹"与"止痛拔毒膏"。（注：乳香外用主要属生肌药、化瘀缓痛药、散瘀消肿药及养护固皮药）

32. 白附子

色白，性味辛、甘、大温。《本草纲目》记载："疗癣风疮，阴下湿痒，头面痕，入面脂用。"故在退斑剂的经典方"玉容散"、应用方"玉肌散"中均作为主药，在退斑剂的"玉容肥皂"中亦用为主药。此外，本药还被用于退斑剂的备用方"硫黄膏"，退斑剂的"雌雄四黄散"及治风剂的备用方"磨风膏"。（注：白附子外用主要属退斑药、化痰散结药）

33. 白芷

性味辛温，色白。《本草崇原》认为："土主肌肉，金主皮肤，白芷得阳明金土之气，故长肌肤。面乃阳明之分部，阳气长则其颜光，其色鲜，故润泽颜色。白芷色白，作粉如脂，故可作面脂。"因此在退斑剂的经典方"玉容散"及应用方"玉肌散"中均作为君药；在退斑剂的备用方"玉容丸"及退斑剂的"玉容肥皂"中也均为主药。白芷作为"金之精，能去风生肌定痛"，故在调和剂的经典方"冲和膏"中为主药，在生肌剂的经典方"生肌玉红膏"中亦为主药，并且被用于治风剂的备用方"熨风散""磨风膏""大风疮洗方""决效散"及治风剂的"追风逐湿膏"中。白芷辛温，《汤液本草》认为其治"乳痈发背，一切疮疥，排脓止痛生肌"，故在回阳逐寒剂的经典方"阳和解凝膏"与"回阳玉龙膏"中均为主药，还被用于回阳逐寒剂的备用方"抑阴散"与"白敷药"中。白

芷在清热剂的经典方"如意金黄散"中则被用作温性佐药之一。（注：白芷外用主要属退斑药、消肿排脓药、化瘀缓痛药）

34. 滑石

味甘，性寒，可清热利水、祛湿敛疮。《汤液本草》记载："滑能利窍，以通水道，为至燥之剂。"故在治疗"疮疡溃烂，疼痛不可忍"的缓痛剂经典方"乳香定痛散"中为佐药。本药还被用于缓痛剂的应用方"止痛生肌散"，退斑剂的应用方"玉肌散"，解毒剂的备用方"雄硫散"，生肌剂的备用方"生肌散"。（注：滑石外用主要属清热缓痛药、清热止痒药、吸附止汗药及安抚保护药）

35. 蛇床子

性味苦平，可祛风除湿、解毒杀虫。《神农本草经百种录》认为："主妇人阴中肿痛，男子阴痿、湿痒，皆下体湿毒之病。"故在祛湿剂的应用方"蛇床子散"中为君药，在止痒剂的备用方"蛇床子汤"中亦为君药，而在止痒剂的经典方"溻痒汤"中为佐药。本药还被用于散结剂的备用方"蜂房膏"。（注：蛇床子外用主要属杀虫止痒药、祛除湿邪药，也可用作局麻缓痛药）

36. 川椒

性味辛温。《汤液本草》云："逐骨节皮肤死肌，寒湿痹痛。"故在回阳逐寒剂的应用方"阳铁箍散"中作为臣药。本药还被用于止痒剂的备用方"狼毒膏"，退斑剂的备用方"玉容丸"，散结剂的"十香膏"。（注：川椒外用主要属除湿驱寒药、杀虫止痒药，也可用作刺激生发药）

第二节 皮肤病中医外治方剂的组成原则与变化

一、方剂的组成原则

方剂的组成原则主要体现在君、臣、佐、使，本书的方解主要

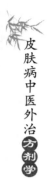

是对所选用方剂的君、臣、佐、使进行分析。

《素问·至真要大论》云："主病之谓君，佐君之谓臣，应臣之谓使。"

1. 君药

君药是针对主病或病证的主要方面起主要治疗作用的药物，是为解决主要病因、病机或主症而设，在方中不可或缺，是方剂组成的核心部分。君药的药力居首，药味较少，药量相对较大。

2. 臣药

臣药一方面辅助君药加强治疗主病或主证，另一方面针对兼病或兼证起主要治疗作用。其药味较君药为多，其药量与药力相对于君药较小。

3. 佐药

佐药的作用包括三方面，一是佐助药，即配合君、臣药以加强其治疗作用，或直接治疗次要兼证；二是佐制药，即制约君、臣药的毒性及副作用；三是反佐药，即根据某些病证需要，配伍少量与君药性味或作用相反而又能够在治疗中起相成作用的药物。其一般用量较小，在方中药力小于臣药。

4. 使药

使药包括三类药，一是引经药，能引导方中诸药的药力直达病所；二是调和药，能调和方中诸药的性能；三是基质药，此类药在皮肤病中医外治方剂中应该特别得到重视，因为治疗不同的皮肤病证需要不同的合适剂型，而不同的剂型需要选择不同的合适基质药。

笔者想特别强调的是，在分析古籍方剂中之君、臣、佐、使的组成原则时，应该本着实事求是的态度，主要选用与某一方剂古籍出处同年代或更早年代的本草著作进行药物分析，这样会更符合这一古籍方剂制方者的原意；切忌首先选用现代本草著作（包括化学成分等）进行药物分析，因为这样的分析结果往往过于牵强与武断。

二、方剂的变化

方剂的变化主要包括药味的增减、药量的加减与剂型的更换，这也正是皮肤病中医外治方剂临方调配的主要内容。

1. 药味的增减

方剂是由药物组成的，方剂的功效是药物配伍后综合作用的反映。当增加或减去某些药物时，全方的功效也会随之发生变化。临床上可以根据方剂的这种特性，通过增减原方的某些药物，使之更适合本次就诊的皮肤病患者的当前病证，而这正是皮肤病中医外治临方调配所要求的。药味的增减变化主要有两种情况：一是佐使药的增减。因为佐使药在方剂中的药力较小，不至于引起功效的根本改变，故这种增减适用于治疗次要兼证的需求；二是臣药的增减，这种增减改变了方剂的主要配伍关系，因而可以使方剂的功效发生较大的改变。

2. 药量的加减

药量的加减系指组成方剂的药物不变，通过加减方中药物的用量，以改变其药效，进而可能导致配伍关系及君、臣、佐、使的相应变化。

3. 剂型的更换

同一方剂尽管药物及其用量完全相同，但是如果更换了剂型，其治疗作用及用法也会发生很大变化。

第三节　皮肤病中医外治方剂的主要用法

1. 洗药法

洗药法是用药液洗涤皮损局部的治疗方法，是中医的传统外治方法之一。本法通过药液的洗涤之力，可以祛除秽物、洁净皮损。

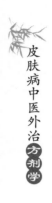

由于药液的较长时间浸泡，可软化角质，调理气血。依放入不同的药物又可有清热除湿、杀虫止痒、收涩固脱等功效。根据药液是否流动、作用是否持续、操作者的用力情况、药液温度及用药部位，洗药法又分为淋洗法、荡洗法、擦洗法、浸洗法、浸泡法、熏洗法、坐浴法等数种。

2. 湿敷法

湿敷法是用敷料浸吸药液敷于皮损上以达到治疗目的的一种外治法。本法可按药液温度分为冷湿敷和热湿敷；按是否包扎分为开放性湿敷和闭锁性湿敷；按操作是否持续分为间歇性湿敷和持续性湿敷。本法利用冷或热的物理作用，影响末梢血管、淋巴管的舒缩性，改善局部体液循环，从而达到抑制渗出、止痒、止痛及促进浸润吸收的作用；覆盖的湿润敷料可软化痂皮，吸收各种分泌物，隔绝外界刺激，因而有保护及清洁作用。湿敷的液体可使角质细胞膨胀，因而有利于药物吸收。

3. 撒药法

撒药法是将药物制成细粉并扑撒于患处的治疗方法。根据药粉接触皮损的情况，本法可分为直接法和间接法。

（1）直接法：直接法是将药粉直接轻轻扑撒于皮损表面，由于扑撒时患处受力轻微，极少刺激，撒在皮损上的细小颗粒又有安抚、收敛及散热作用，故适用于基本无渗出的急性炎症皮损，或用于扑撒爽身粉、防护粉等。

（2）间接法：间接法是先在皮损上外涂药膏、药油或蜜水等，然后再将药粉撒在这些药物之上。间接法的功效为：①利用药粉颗粒的隔离及润滑作用保护药膏，减轻衣被等对其的粘除；②当薄涂药膏、较用力厚扑药粉时，可使部分药粉混入药膏中，从而起到类似糊膏的效用；③利用药膏、药油或蜜水等的黏腻作用，可加强药粉的固着。

4. 涂药法

涂药法是用适当器具（如棉签、纱布块、棉球或小毛刷等）蘸取液体药物（水剂、药油、药酒、药醋等）、软膏、药糊、乳剂或洗剂等，均匀搽于患处的治疗方法。本法适用于多种剂型，是皮肤科最基本的外用法之一。

5. 戳药法

戳药法是用新鲜植物药或其他物体蘸取药粉、药水、药醋或药糊，在患处的垂直方向适当用力，快速、反复上下戳动，以达治疗目的的方法。本法可使患处受到一定震动而起到止痒或刺激作用。因为是垂直方向用力，故对患处的损伤较小（与横向用力的搔抓比较），同时借助戳动时产生的压力，也有利于药物的渗透吸收。

根据所用物体硬度的不同，本法可分为软戳药法和硬戳药法两种。前者所用物体较软，如新鲜植物或麻布、丝瓜瓢等，适用于急性过敏性皮肤病早期而瘙痒剧烈者，或慢性皮炎湿疹轻度肥厚者。后者所用物体较硬，如牙签、竹签、藤条、冰糖块等，适用于慢性肥厚性角化瘙痒性皮损。

6. 点药法

点药法是用牙签、玻璃棒等用具蘸取或挑取少量药膏、药液等点涂于患处的治疗方法。其主要目的是将具刺激性或腐蚀性的药物准确涂于较小皮损上（其体积一般不超过蚕豆大小）。

7. 滴药法

滴药法是把膏药融化呈油状，趁热滴于患处，或将新鲜植物的汁液滴于患处的治疗方法。前者之药油温度很高（可达110℃ ~ 115℃），可产生强烈刺激，使患处充血甚至发疱。后者之汁液则有一定毒性、刺激性或腐蚀性。

8. 注药法

注药法是将药液注入瘘管、窦道、囊腔或管腔内的治疗方法。

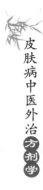

本法利用液体的易流动性，可使药物深达管腔的各个部位，特别是当窦道弯曲或多分支时，更显示出此法的优越性。

9. 薄贴法

薄贴法是把膏药外贴于患处以治疗疾病的方法。本法借助膏药的黏附性，对患处形成显著封闭作用，可软化角质及促进药物透皮吸收，也能保护疮面避免外来刺激及固定患处，使之得到休息，并加快皲裂愈合。本法利用膏药使用前的加温软化之热量，可使患处得到较长时间的热疗，因而可以改善局部血液循环，加速皮肤浸润及结节的吸收。

10. 敷贴法

敷贴法是将药膏、药糊、糊膏等厚涂，然后用敷料加以固定覆盖的治疗方法。本法由于涂药较厚且用敷料固定，故对患处形成显著封闭作用，因而有利于药物的吸收。所用敷料又有固定及保护药物的作用。

11. 热熨法

热熨法是把药物加热后敷于患处，或药物敷于患处后其上再放适当热源（如热水袋等）加以热熨的治疗方法。本法凭借温热之力，一方面可温经散寒、活血化瘀，另一方面可使药性透达，作用深入。因此，本法适用于风、寒、湿邪所致的多种慢性顽固性皮肤病。

12. 烘药法

烘药法是在患处涂药后，再用适当热源加以热烘的治疗方法。由于热力作用可使患处气血流畅，腠理开疏，药力渗透增加，止痒作用加强，因而可达到活血化瘀以消除皮损之浸润肥厚的目的。

13. 烟熏疗法

烟熏疗法是使用烟熏药（多用药卷，也可用药粉、药饼、药丸等）缓慢地进行不全燃烧，利用其所产生的药烟熏治皮损的方法。本法的温热作用可疏通气血、温经回阳，药烟的烟油可杀虫止痒、润肤软坚。

14. 按摩法

按摩法是用手蘸取药物（药膏、药油或药酒等），然后在患处进行按摩的治疗方法。按摩法可调和气血、温经通络、软坚散瘀、消肿止痛，同时也有利于药力的渗入。

15. 摩擦法

摩擦法是用某些植物的断面、粗麻布或其他物品直接或蘸取药粉、药液后在患处横向加力，来回摩擦以治疗疾病的方法。本法由于是横向用力，故对局部刺激较大，可使患处明显充血，因而有利于药物的渗透及吸收；可使患处微痛，因而可止剧痒；甚至可使患处红肿、渗出，直至使慢性皮肤病激惹成急性。

根据摩擦时加力的程度，本法可分为轻摩擦法和重摩擦法。前者适当用力，以造成局部充血为度，主要为了促进药物的局部吸收；后者大力加压，可使患部产生剧烈的刺激甚至形成激惹，多用于激惹疗法。

16. 搓药法

搓药法是把搓药丸放在皮损处或穴位上，稍加力滚动搓擦的治疗方法。本法通过持续加压可使搓药丸内的药物不断缓慢释放，同时对穴位或患处产生轻柔的压迫及刺激作用，因而有利于药物的透入，并通过经络起到调整人体生理功能平衡的作用。

17. 发疱法

发疱法是把有发疱作用的药物敷贴于穴位或某一特定点使皮肤发疱的外治法。通过发疱作用，可使局部毛细血管扩张，血流增加，促进药物吸收；并可通过刺激经络而调节脏腑功能；还能引起局部组织坏死，因而可蚀肉软坚。

18. 腐蚀法

腐蚀法是在患处外用蚀肉药，以达溃脓、化腐及枯脱作用的治疗方法。痈疽脓成欲破或溃疡之初，若脓液不能及时外出，则易向内攻

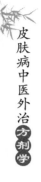

蚀，此时可利用峻蚀药的强烈腐蚀作用，代刀针以排脓，使毒邪外出。当溃疡形成后，若腐肉不去则新肉难生，此时可用蚀肉药以化腐生新。同样，本法利用蚀肉药的腐蚀作用，可用来祛疣除痣。

19. 生肌法

生肌法是在疮面外用以生肌药为主的药物，以促进疮面愈合的治疗方法。生肌法使用时要注意以下几个方面：①阴阳气血充足：生肌的重要条件是全身及局部阴阳气血要充足且调和。对全身要注意调理脾胃及补充血肉有形之品；局部有阴阳气血不足时，要在生肌药中加入回阳滋阴、养血益气药等。②化腐生肌：腐肉不去则新肉不生，特别是在应用生肌法的早期，要特别注意化除残留腐肉。③煨脓长肉：在生肌过程中，外用生肌药及化腐药可使疮面留有一层"脓液"（无菌的稀薄黏液），这层黏液有类似"培养液"的作用，既可保护疮面，又可促进肉芽生长。

20. 护创法

护创法是用敷料或药物保护创面或其周围健康皮肤的一种方法。创面外用药后，若不注意护创法，则可能造成药效损失及外界对皮损的污染；应用腐蚀药或刺激药时，若不注意护创法，则可能损伤皮损周围正常组织而给患者带来不必要的病痛。

21. 药捻法

药捻法是将药捻插入瘘管、窦道内或细小疮口中的治疗方法。本法利用药捻的引流作用，可导脓外出；利用药捻之绞形，能使坏死组织附着其上而随之拔除；药捻还可将有效药物带入深部疮面，从而发挥化腐生肌等作用。

22. 封药法

封药法是在皮损上外敷药后，再用保鲜膜（或塑料薄膜、油纸、蜡纸等）覆盖，以封闭药物而增加疗效的一种方法。本法既能避免药物污染衣被，又能保护药物不被拭去，同时在局部形成封闭作用，一方面可增加药物对皮肤的透入，另一方面也可使有些药物（如乳剂等）免于过早干燥。

23. 夹药法

夹药法是将药物放置在人体的某些皱襞或夹缝部位，利用这些部位自然闭合的力量夹持药物以发挥治疗作用的方法。这些皱襞或夹缝部位主要有腋下、足趾缝和甲沟等。由于闭合的力量可使药物得以固定，并使药物受到一定压力而有利于其渗透。若药物塞满皱襞或夹缝部位则又有封闭作用，可以帮助药物吸收；同时又有隔离作用，可以阻止皱襞或夹缝两侧的接触。若药物只夹在皱襞或夹缝的远端，则既有隔离作用，又不影响这些部位分泌物的排出。

24. 黑布药膏疗法

黑布药膏疗法是把黑布药膏外敷患处以治疗疾病的一种方法，为赵炳南先生的独特疗法之一。本疗法主要借助老黑醋的软坚解毒作用和蜈蚣的破瘀攻毒作用，配合五倍子的收敛解毒作用及冰片的镇痛止痒解毒作用，从而达到破瘀软坚、解毒镇痛之功效。

25. 拔膏疗法

拔膏疗法是赵炳南先生的独特疗法之一，本疗法是将拔膏（包括黑色拔膏棍、脱色拔膏棍及稀释拔膏）温热后外贴皮损的一种治疗方法。拔膏是赵炳南先生在传统膏药的基础上结合皮外科临床特点逐步改进而成的，除具有一般膏药的功效外，还有如下特点：

（1）由于制成棍状或盒装，故临证时可根据皮损的大小和形状进行摊涂，并可有热滴、蘸烙等多种用法，因而使用灵活。

（2）由于拔膏可熔化后根据需要加入其他药物，因而针对性更强，可使疗效大大增加。

（3）由于拔膏有黑色及脱色等不同颜色，因此特别适合于皮肤科外用药的需要。例如，脱色拔膏棍用于面部等暴露部位比传统黑膏药易于为患者所接受。

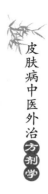

26. 白降丹划涂法

白降丹划涂法是用利刃轻轻划破人体的表皮，然后在划破的刀口处涂上适量的白降丹，以达到治疗目的的一种方法。本法通过局部化学腐蚀和持续性的物理刺激，可达到蚀腐坚皮、拔毒外出、调和气血、通畅血脉的作用。

27. 蒸发罨包法

蒸发罨包法属于封闭或冷热交换湿敷范畴，但其用法与湿敷有所不同，本法初敷时的热作用可抑制皮肤末梢神经的病理性冲动，故止痒效果甚好。热量又能扩张局部血管，促进血行，增加白细胞吞噬功能，因而可使炎症浸润消散，增加机体抗菌能力。本法亦有湿敷的保护皮损、渗透药物及吸附分泌物的作用。

28. 倒膜面膜法

倒膜面膜法是集中医循经络穴位按摩、药物治疗和理疗为一体，用以治疗面部皮肤病和皮肤保健的一种外治法。本法通过选用不同药物进行按摩，以及利用定型粉冷却过程中的收缩、放热等物理作用，可加速皮肤血液循环，增强其渗透性，从而有利于药物的吸收；同时，去除面膜时可将面部松脱的上皮细胞及皮脂、灰尘等一同清除。

29. 邮票贴敷法

邮票贴敷法是用于治疗大疱、小疱及糜烂渗出性皮肤病的一种独特疗法。本法是因根据皮肤糜烂面的大小剪贴相应的药物水纱条，就像贴邮票一样而取名。

30. 填药法

填药法是将药物填入囊肿腔、管腔、窦道等内部的一种方法。本法可使药物与囊肿腔、管腔、窦道等内部的组织充分接触，从而达到化腐生肌、促进愈合等目的。

31. 药条插入法

药条插入法是将药条插入腐肉或插入按需要制成的人造细腔的

一种方法。本法可加强化腐蚀肉的作用。

32. 移毒法

移毒法是将生于致命处的毒邪移于无害部位或使顽固的毒邪转移并消散的方法。此法通过经络和药物的共同作用，达到祛除邪毒的目的。

33. 箍围法

箍围法又称围敷法，是用药散与药液（或水）均匀调制成糊状，敷贴于患处，使阳性肿疡初起得以消散，化脓时使其局限，溃破后余肿未消者也可用其来消肿，截其余毒。

34. 掺药法

掺药法是把药粉掺布于膏药或软膏上外敷，或直接掺撒于疮面上的一种治疗方法。此法是通过药粉在病变部的作用，达到渗透消散、提脓祛腐、腐蚀平胬、生肌收口、收敛止痒的功效。

35. 含漱法

含漱法是让患者口含药液漱涤口腔的方法。本法利用药液与口腔、咽喉黏膜的直接接触及漱口时产生的动力，从而达到祛腐除脓、清洁口腔的目的。

36. 口噙法

口噙法是将药物（药丸、药片或生药）含于口中以治疗疾病的方法。本法使药物在口腔中缓慢溶解或释放，因为药物直接作用于口腔黏膜且浓度较高，所以对口腔及咽喉黏膜的疾病有较强作用。

37. 吹药法

吹药法是将药粉喷吹于患处以治疗疾病的外治法。

38. 梳法

梳法类似摩擦法，但此法用梳子作摩擦工具，是在涂搽、掺药后用梳子梳患处或头发的一种外治法。梳法治病除借助药物外，梳的动作本身就有疏通经络气血、散结除滞之作用。

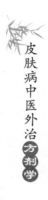

39. 填塞疗法

填塞疗法是用药物纱条充填于较大或较深的创面，以利于化腐生肌、促进创面愈合的一种方法。

40. 喷雾疗法

喷雾疗法是用雾化器将中药雾化后喷到皮损处，以达到治疗目的的一种方法。本法对皮损无机械刺激，用药均匀，特别适合用于娇嫩皮肤或急性皮损。

41. 中药烧蚀疗法

中药烧蚀疗法是利用某些中药点燃后产生的热量，对皮损进行烧蚀以达治疗目的的一种方法。

42. 敷脐疗法

敷脐疗法是用适当药物放在脐中以治疗疾病的外治法。脐部为神阙穴，本法正是利用神阙穴联系诸经百脉、五脏六腑及皮肉筋膜等特性，以及脐部敏感性高、渗透力强的特点，使药力迅速弥散，以调节人体气血阴阳，扶正祛邪，从而达到愈病的目的。

43. 药浴法

药浴法是在浴水中加入适当药物后洗浴以治疗疾病的方法。本法通过洗浴可使药物广泛作用于全身体表，故适用于全身发疹性或全身瘙痒性皮肤病。药浴可清洁皮肤（如清洁痂屑、旧药及分泌物等），因而可加强新药的吸收，减少细菌感染及对皮损的各种不良刺激。药浴的温热作用可镇静、止痒、安抚，并可使周身腠理疏通、气血调和，促进浸润吸收。另外，浴液中加入适当药物还可起到相应的治疗作用。药浴法主要可分为淋浴法、浸浴法和擦浴法。

44. 中药蒸气疗法

中药蒸气疗法是通过药液加热蒸发产生的含有药物的蒸气对皮肤病进行治疗的一种方法。此法既有药气直接渗透皮肤腠理产生的作用，又有药气通过口鼻吸入而产生的作用。

45. 佩戴法

佩戴法是将药末装入特制布袋中佩挂于胸前,以预防和治疗疾病的外治法。佩戴法用药时间长,所用药物又多较芳香,通过局部作用及嗅吸药物后的全身作用,可有辟秽除浊、活血通络之效。

46. 栓塞疗法

栓塞疗法是把栓剂放入人体孔穴(肛门、阴道等)中以治疗疾病的方法。本法可使药物直接接触黏膜,故局部疗效显著。有的药物经孔窍黏膜吸收后,也可起到全身治疗作用。

47. 鼻嗅疗法

鼻嗅疗法是让患者用鼻嗅吸药气或药烟以治疗疾病的一种方法。此法使药物通过鼻黏膜吸收进入血液而发挥药理效应。

48. 药物衣疗法

药物衣疗法是将药物放入衣服之中让患者穿着以治疗疾病的一种方法。

49. 湿药巾疗法

湿药巾疗法是将适量的药液浸透纸(或布)巾,对皮损进行擦洗等治疗的一种方法。本法使用方便,但因为所含药液量较少,故用途受到一定限制。

50. 干药巾疗法

干药巾疗法是将适量的药物经过特殊工艺载入特制的纸(或布)巾之中并且保持干燥,根据需要可以干燥使用,亦可放入水(根据治疗需要的足够水量)中,使干药巾中所含药物迅速溶解于水中,从而达到多种治疗目的。

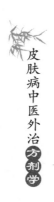

第四章　皮肤病中医外治方剂的剂型及其配制要点

本章主要介绍散剂、水剂、药油、药酒、药醋、软膏、药膏、糊膏、药糊、乳剂、洗剂、硬膏、烟熏剂、搓药、鲜药剂、药捻、纱条剂、胶液剂、栓剂、丹药等剂型。

一、散剂

散剂是单味或复方药物制成的混合均匀的干燥极细粉末，又称粉剂、药粉或药面。

【功效】清凉散热，干燥收敛，吸湿祛汗，安抚保护。

【制法要点】主要步骤分为粉碎、过筛和混合（复方制剂）。

1. 粉碎

可根据药物性质的不同选择干法粉碎和湿法粉碎。干法粉碎是将药物直接研碎，湿法粉碎是在药物中适当加入容易去除的液体（有机溶媒或水）进行粉碎。

2. 过筛

一般应通过7号（120目）药筛。

3. 混合

应按等量递加法进行。混合比重相差大的药粉时，宜将质重的成分加至质轻的成分中。

二、水剂

水剂是将单味或复方药物溶于水或放在水中煎煮后滤过成的水溶液，又称洗药。

【功效】清洁除臭，抑制渗出，软化角质，散热止痒。

【制法要点】制法主要有煎熬法、溶解法和稀释法。

1. 煎熬法

煎熬法是将中药加入适量水煎熬后滤过而成。本法的要点是中药宜先用水浸泡 1 小时再煎熬，水面应高出药物 3cm，所用水量应根据药物的情况（如同样重量的根、茎、叶和花所用水量不同）而定。

2. 溶解法

溶解法是将药物加入适量水溶解后滤过而成。本法的要点是可先用部分水溶解药物，再加水至全量。

3. 稀释法

稀释法是将高浓度的溶液使用前稀释成所需浓度。本法的要点是稀释时可用以下公式计算：浓溶液浓度×浓溶液体积＝稀溶液浓度×稀溶液体积。

三、药油

药油是呈油液状的不含固体粉末的外用制剂。常用者有植物油、动物油和矿物油等。

【功效】润泽皮损，软化痂皮，清除污物，保护疮面。

【制法要点】制法主要有煎熬法和提炼法。

1. 煎熬法

煎熬法是将中药放入植物油中以文火煎熬后过滤去渣而成；蛋类可直接干炸。本法的要点是一般宜先将中药在植物油中浸泡 1 日

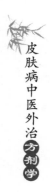

或数日后再煎熬，药物务必全部浸入油中，煎熬时所用文火以将药物炸成深黄色为度；蛋类直接干炸时应先煮熟，并去蛋白。

2. 提炼法

提炼法是将中药经榨取或干馏等制成。

四、药酒

药酒是指用酒或以酒为溶媒制备的不含固体粉末的液体外用剂型，又称酒剂、酊剂。

【功效】清凉止痒，解毒杀虫，活血通络，散瘀止痛。

【制法要点】制法主要有浸泡法和溶解法。

1. 浸泡法

浸泡法是将中药用白酒或不同浓度的酒精浸泡后过滤去渣而成。本法的要点是一般需浸泡5～7天，并应适时振摇或搅拌；药物务必全部浸入白酒或酒精中，所用白酒或酒精的量应注意同样重量的药物因其入药部位不同（如根、茎、叶和花等）有体积上的差异。

2. 溶解法

溶解法是将药物直接溶解于不同浓度的酒精中。本法的要点是所用酒精的浓度必须根据不同的药物而定。

五、药醋

药醋是用醋或以醋作溶媒制成的不含固体粉末的液体外用剂型，又称醋剂。

【功效】收敛止痒，解毒杀虫，软坚消肿，活血散瘀。

【制法要点】制法主要有浸泡法和煎熬法。

1. 浸泡法

浸泡法是将中药用食醋浸泡后过滤去渣而成。本法的要点是一般需浸泡7～10天，注意药物务必全部浸入醋中。

2. 煎熬法

煎熬法是将中药加醋煎煮后过滤去渣而成。本法的要点是应用文火煎熬，注意不同品种的食醋煎煮时间不同。

六、软膏

软膏是用适宜的基质与药物混合制成的一种均匀、细腻、有适当稠度的半固体膏状外用制剂。软膏中含有的不溶性固体粉末一般不超过30%。

【功效】保护疮面，润滑皮肤，清除痂皮，软化角质，促进吸收，恢复上皮。

【制法要点】制法主要有研和法和熔和法。

1. 研和法

研和法是将药粉（一般应通过7号药筛）分次加入基质中并研匀。本法的要点是先将药粉加入等量基质中研匀，再分次加入剩余的基质，每次均应充分研匀，一般可在软膏板上或乳钵中进行。

2. 熔和法

熔和法是将基质加热熔融，再加入药粉（一般应通过7号药筛）并搅匀至冷却为止。本法的要点是基质应在水浴上加热；药粉宜缓缓加入，同时不断搅拌。

七、药膏

药膏是中医常用的外用剂型之一，是用多种方法（调和、捣研、煎熬等）制成的黏稠、可以涂展、不易干燥而易黏着于皮肤的半固体外用制剂。本剂型虽有一部分相当于西医之软膏，但又有相当部分与软膏不同，故有必要单独记载。

中医之"药膏"相当于西医之"软膏"者主要有：

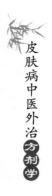

（1）中药粉末加入动物脂肪中捣合成膏。

（2）中药粉末加入植物油中浸泡、煎熬、滤净，取药油，再加蜂蜡或虫白蜡融化混匀成膏。

（3）中药粉末加入凡士林中混匀成膏。

中医之"药膏"不同于西医之"软膏"者主要有：

（1）中药粉末加入富含油脂之植物种子中捣合成膏。

（2）水煎中药浓缩成膏。

（3）醋浓缩成膏，或醋煎中药浓缩成膏。

（4）生药自然汁加热浓缩成膏。

（5）中药粉末加入蜂蜜等中调和成膏。

【功效】收敛保护，润泽皮肤，安抚止痒，软化角质。

【制法要点】制法主要有捣合法、调和法和浓缩法。

1. 捣合法

捣合法是将中药粉末加入富含油脂之植物种子中捣烂和匀。本法的要点是植物种子应先去皮，边捣烂种子边分次缓缓加入中药粉末。

2. 调和法

调和法是将中药粉末加入蜂蜜等中调和均匀。本法的要点是应边搅拌边分次缓缓加入中药粉末。

3. 浓缩法

浓缩法是将中药水煎后浓缩或生药自然汁浓缩。本法的要点是应用文火缓缓浓缩并持续搅拌。

八、糊膏

糊膏是在油脂性软膏基质中加入较多量（30%～50%）的不溶性粉剂混合而成的一种泥状多孔性膏剂。

【功效】保护创面，轻度收敛，散热止痒，软化皮损。

【制法要点】 制法主要用调和法，本法的要点是加入的不溶性粉剂的比例须灵活掌握，一般在夏季时粉剂的比例可达50%，而在寒冷季节时粉剂的比例可为30%。

九、药糊

药糊是中医常用的外用药剂型之一，是用液体药（主要为水溶液）为基质，将适当不溶性中药粉末调成糊状的外用制剂。本剂型与西医之糊膏不同，糊膏的基质为油脂性，不溶性粉末所占的比例有一定范围（30%～50%）；而药糊的基质多为水溶性（如凉开水、茶清、新鲜植物汁、酒、醋、蜜水、糖水等），不溶性粉末所占比例可灵活掌握。本剂型又可分为稠、稀两种，稠药糊为半固体状，稀药糊呈可流动之稀浆糊状。

【功效】 清凉止痒，干燥收敛，保护创面，活血通络。

【制法要点】 制法主要用调和法，是将不溶性中药粉末加入水溶性基质（如凉开水、茶清、新鲜植物汁、酒、醋、蜜水、糖水等）中调和均匀。本法的要点是应边搅拌边分次缓缓加入中药粉末，并且宜使用前临时配制。

十、乳剂

乳剂是由两种不相溶解的液体（一般为油和水）在乳化剂的作用下形成的一种细腻乳状膏剂，可分为水包油型（油是分散相，水是连续相）和油包水型（水是分散相，油是连续相）。

【功效】 清凉止痒，润滑护肤，促进吸收。

【制法要点】 制法主要用乳化法。乳化法是在一定温度条件下把油相物质和水相物质在乳化剂的作用下乳化制成。本法的要点是：

1. 油溶性物质（油相）在一起用水浴加热使之熔化，保持温度

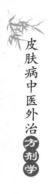

在70℃~80℃；水溶性物质（水相）溶于水，并加热至70℃~80℃；然后将分散相（即内相）缓缓加入到连续相（即外相）中，温度亦控制在70℃~80℃，并不断搅拌至凝即得。

2. 中药乳剂配制的特点

（1）中药可以作为油相的组成之一，即将适当的中药用油炸后，取滤过去渣的药油作为油相的成分。

（2）中药可以作为水相的组成之一，即将适当的中药用水煎后，取滤过去渣的药液作为水相的成分。

（3）中药可以先研为药粉（一般应通过7号药筛），然后用研和法或熔和法（见软膏的制法要点）与一般的乳剂基质混匀。

十一、洗剂

洗剂主要是用水和适量不溶性粉剂（30%~50%）混合而成，又称震荡剂。

【功效】清凉止痒，安抚保护，清热收敛。

【制法要点】制法主要用加液研磨法。加液研磨法是分次将药粉加水后研磨，留取混悬液。具体操作是先将药粉置乳钵中加适量水研成糊状，放置数分钟使之沉淀，将细腻的混悬液倒入容器内留用，剩余部分再加适量水研成糊状。如此反复操作，直至水量用完而沉淀物皆为细腻的混悬液为止。

洗剂中一般应加适量（5%~20%）的甘油，以增加粉剂附着；若加适量稀酒精，可加速水分蒸发，增强清凉止痒作用，但注意勿用于急性过敏性皮炎；亦可加入适量助悬剂（如硅皂土），以提高其混悬均匀度及稳定性。

十二、硬膏剂

硬膏是一种黏柔带韧性的固体制剂。中医传统制剂膏药相当于硬膏之一种。膏药是先将生药放入植物油（麻油最好）中炸枯、去渣、炼至滴水成珠，然后加入适量铅丹而成。另外，中医还有一种硬膏是用松香（或其他树脂类药物）与富含油脂之植物种子或动物脂肪等为主要基质，适当配伍其他药物，用捶捣方法制成，一般称为"千锤膏"。西医之硬膏是以高级脂肪酸铅盐、树脂或生橡胶为主要基质，将治疗用药物直接掺入，或先将药物溶于有机溶媒中再混入而成。

【功效】保护皮损，软化角质，消散浸润，促进吸收。

【制法要点】

1. 膏药的制作方法是先将耐温的中药放入植物油（麻油最好）中炸成深黄色、去渣，再炼油至滴水成珠，然后下丹而成。

2. 挥发性药物或细料药应待温度较低时加入。

十三、烟熏剂

烟熏剂是将中药压碾成粗粉末后制成一定形状（药卷、药饼、药香等）或直接用药末点燃后，使其在不完全燃烧过程中发生浓烟，以烟熏患处进行治疗的一种外用剂型。

【功效】除湿祛风，软坚润肤，杀虫止痒，活血通络，回阳生肌。

【制法要点】

1. 所用药物应共碾成粗末。

2. 适当加入助燃成分（如祁艾、松香等）。

十四、搓药

搓药是将富有油脂的中药核仁捣成泥状，再与中药粉末混匀，用薄绸、葛布或纱布包裹或做成布袋装药，在患处或穴位上搓揉的一种外用剂型。

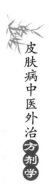

【功效】杀虫止痒，滋润皮肤，软化坚皮。

【制法要点】制法主要是捣合法。捣合法见药膏的制法要点。搓药的包裹材料不宜厚，应有较好的渗透性。

十五、鲜药剂

鲜药剂是指用新鲜植物药或新鲜动物药的整个或部分组织或取其汁液经加工处理制成的外用剂型。

【功效】清凉止痒，解毒杀虫，软坚散结，活血止痛。

【制法要点】

1. 外用鲜药最常用的加工处理方法

（1）直接法：将鲜药清洁后直接外用。

（2）捣烂法：将鲜药洗净捣烂后外用。

（3）取汁法：将鲜药洗净，绞取其汁液外用。

（4）断面法：将清洁后的鲜药切开（或掰开、折断），以其断面外用。

（5）煎煮法：将鲜药煎煮后过滤去渣，取药液外用。

此外还有剖开法、熬膏法、煅烧法、淹渍法、刺孔法、焙干法、湿研法、研粉法、磨水法、捣饼法、取油法、浸油法等。

2. 外用鲜药的主要注意事项

（1）科学采集、种植、贮存和运输鲜药。

（2）应新鲜配制，配制前应先进行清洁。

（3）配制好的药物应低温存放，并且应及时使用。

（4）配制及使用时应注意无菌操作。

（5）药物如已有变质、污染或霉变等，切勿使用。

（6）对药物有过敏、刺激或毒性反应则立即停用。

十六、药捻

药捻是用棉纸（或桑皮纸）、棉花、丝线等裹药或蘸药搓成线状捻子的一种外用剂型，又称药线、捻子。

【功效】引流排脓，化腐提毒，拔管敛疮。

【制法要点】注意捻药制作过程中捻的用力方向要一致。

十七、纱条剂

纱条剂是用灭菌纱布条浸润药水、药油或药膏制成的外用制剂。

【功效】保护创面，解毒杀虫，化腐生肌，收敛止血。

【制法要点】用纱布条浸润药水、药油或药膏时，最好一条一条地分别均匀浸润，避免过多的纱布条同时浸润（容易造成浸润药量的多少不匀）。

十八、胶液剂

胶液剂是用胶类、蛋清类或树脂类药物制成的性质黏稠、干燥后可形成薄膜的液体外用制剂。胶类主要用阿胶、黄明胶、鱼鳔胶等加水制为胶液，单独用或配伍其他药物合用；蛋清类可用鸡蛋清或鸭蛋清等调药外用；树脂类可用酒溶化树脂类药物（如松香等）制备。

【功效】保护创面，吸收浸润，活血通络，增加渗透。

【制法要点】本类药物宜新鲜配制。

十九、栓剂

栓剂是将治疗用的中药药末加适当赋形剂制成的供塞入人体孔窍的一种固体剂型。其在正常体温条件下可迅速溶化或软化，以发挥治疗作用。

【功效】润滑收敛，杀虫止痒，解毒止痛。

【制法要点】制法主要有热熔法和冷压法。

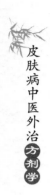

1. 热熔法

热熔法是将基质（油脂性基质和水溶性基质）在水浴上加热熔化（温度不宜过高），然后加入适当的药物混匀，再倾入栓模中冷凝成型。

2. 冷压法

冷压法是将基质（油脂性基质和水溶性基质）和药物混匀，然后通过制栓机的模型挤压成型。

二十、丹药

丹药是指汞与某些矿物药在高温条件下经烧炼制成的不同结晶形状的无机化合物，是中医传统剂型之一。

【功效】祛腐提脓，拔毒消肿，燥湿生肌，蚀肉杀虫。

【制法要点】制法主要有升法、降法与半升半降法。

1. 升法

升法系指药料经高温烧炼，反应的生成物凝附在炼丹装置上方覆盖物内侧面而得到丹药的炼制法。

2. 降法

降法系指药料经高温烧炼，反应的生成物降至炼丹装置下方的接受器中，冷却析出丹药的炼制法。

3. 半升半降法

半升半降法系指药料经高温烧炼，反应生成的气态化合物一部分上升凝结在炼丹装置上方覆盖物内侧面，另一部分散落在加热容器内的炼制法。

下篇 各 论

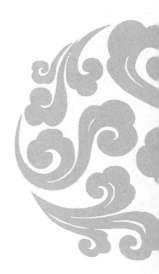

第一章　清热剂

外用清热剂，又称敷贴凉药，是一类治疗皮肤阳性病证的外用方剂，属于"八法"中之"清法"的范畴。

【古籍精选】

1. 病证特点

关于皮肤阳性病证的特点，清代《疡医大全》在"论辨纯阳疮疡法"中记载："初起，顶高根活，色赤发热，焮肿疼痛，日渐高肿者顺。已成，焮痛，皮薄光亮，饮食如常，二便调和，身温者顺。已溃，脓稠，色鲜不臭，腐肉自脱，焮肿易消，身轻者顺。溃后，脓厚稠黄，新肉易生，疮口易敛，饮食渐进者顺。"

2. 治疗要点

关于敷贴凉药的临床应用，清代《医宗金鉴·外科心法要诀》认为："凡肿疡初起时，肿高赤痛者，宜敷凉药，以寒胜热也。然亦不可太过，过则毒为寒凝，变为阴证。"清代《外科大成》还特别记载了用药的技巧："凡调敷药，须多搅则药稠粘。敷后贴纸，必须揿碎，则不崩裂。不时用原汁润之，盖借湿以通窍，干则药气不入，更添拘急之苦。凡去敷药，必看毛孔有汗，意者为血脉通热气散也，反此者逆。"

【方剂综述】

1. 适用病证

外用清热剂适用于治疗皮肤阳性病证。

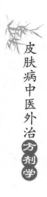

（1）阳性皮肤病的主要表现：病位一般在皮肉，病因多为阳邪，皮损多鲜红而灼热，病程一般较短，病势较急。漆疮（接触性皮炎）是比较典型的阳性皮肤病，其病位在表（在皮表，多初发面部）；病因是阳邪（感漆辛热之毒而生）；皮疹颜色鲜红、灼热（初发面痒而肿，抓之渐似瘾疹，色红）；病程较短；病势较急（遍传肢体焮痛，皮破烂斑流水，甚者寒热交作）。

（2）皮肤病阳性证的主要表现：以对红斑的辨证为例，阳性红斑发病急，色鲜红，为热邪所致。其病位又有深浅之别，斑色鲜红且有浸润者，为血分郁热；斑色潮红而肿胀者，为气分热盛；若伴水疱或糜烂则兼有湿邪；鲜红斑而灼热疼痛者为毒热所致。若皮肤广泛潮红、水肿、浸润，伴发热者，为毒热入营、气血两燔。斑色玫瑰红，上覆细屑，较快泛发于躯干，为血热内蕴、外感风邪。水肿性斑片色鲜红者，为血热夹湿复感毒邪。红斑之边缘清晰隆起，且上有丘疱疹或水疱，辨证为湿、热、虫邪侵袭肌肤。

2. 方剂分析

本章共选用了外用清热剂 9 首，其中经典方 1 首（如意金黄散），应用方 3 首（洪宝丹、清凉汁、二黄散），备用方 5 首（青苊膏、治热疮生地黄膏方、清凉膏、药油方、黄连膏）。

9 首外用方剂中包括 5 种剂型，其中散剂 3 首（如意金黄散、洪宝丹、二黄散），软膏 3 首（热疮生地黄膏方、清凉膏、黄连膏），水剂 1 首（清凉汁），药油 1 首（药油方），药糊 1 首（青苊膏）。

（1）散剂：三首清热散剂中，明代《外科正宗》的如意金黄散是治疗皮肤阳性病证的经典方，而元代《仙传外科集验方》的敷贴凉药洪宝丹则是如意金黄散的重要组方源流之一。如意金黄散保留了洪宝丹四味药中的三味药（天花粉、姜黄、白芷），将其第四味药（凉血药赤芍）减去，加上一组祛除湿浊的药物。这一加减的结果使如意金黄散更加适合以湿邪为重要病因的许多皮肤病。所以，这两首方剂均可治疗皮外科阳性病证，如意金黄散更偏重于燥湿，有渗出倾向的多考虑用之；洪宝丹更偏重于凉血，病变以发红为主的多考虑用之。二黄散则是以清热解毒、燥湿排脓为特点，治疗"遍身发疮，脓血赤烂如丹"的热疮等。

散剂可以在皮肤阳性病证的早期（仅有红斑、丘疹，基本无渗出）直接扑撒，但是中药散剂更多用的是借助多种基质，临证时根据不同病证临时调配成各种适宜剂型，这就极大地增加了散剂在临证的应用范围。以如意金黄散的临方调配为例：①用蜜水调敷，或用茶汤同蜜调敷，或用葱汤同蜜调敷为药膏剂；②用葱酒煎调，或用板蓝根叶捣汁调敷为药糊剂；③用麻油调敷为油调剂等。

（2）软膏：比较三首清热软膏的组成，会发现有两味药是相同的，而且均为主药，即生地黄与黄连。从我国现存的第一部中医外科学专著晋代《刘涓子鬼遗方》（499年）的"治热疮生地黄膏方"到明代《证治准绳·疡医》（1608年）的"清凉膏"，再到清末《外科备要》（1904年）的"黄连膏"，均以相同的两味主药组成具有清热作用的外用软膏，足以说明这两味药（生地黄、黄连）在外用治疗皮肤阳性病证方面的重要价值。因此，很值得我们从临床观察到机理探讨对此作进一步深入研究。当然，由于医家是针对不同的病证制方的，所以其他药味的区别使这三首清热软膏又各有特点。例如"治热疮生地黄膏方"注明可以"治热疮"，可能与方中加有"主痛肿"的白蔹、白及有关；"清凉膏"注明可以"止痛解毒，润肌生肉"，可能与方中加有解毒凉血散瘀的栀子有关；"黄连膏"注明可以"治湿热诸毒，初起红肿热痛"，可能与方中加有清热燥湿的黄柏有关。

下篇 各论 第一章 清热剂

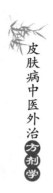

第一节　经典方

如意金黄散（《外科正宗》）

【组成】天花粉上白十斤（5000g）　黄柏色重者　大黄　姜黄各五斤（2500g）　白芷五斤（2500g）　紫厚朴　陈皮　甘草　苍术　天南星各二斤（1000g）

【制法】以上共为咀片，晒极干燥，用大驴磨连磨三次，方用密绢罗厨筛出，瓷坛收贮，勿令泄气（注：现代制法配制剂型为散剂。诸药充分干燥后混匀，共研成粉，通过120目筛）。

【用法】①凡遇红赤肿痛，发热未成脓者，及夏月火令时，俱用茶汤同蜜调敷；②如微热微肿及大疮已成，欲作脓者，俱用葱汤同蜜调敷；③如漫肿无头，皮色不变，湿痰流毒、附骨痈疽、鹤膝风等病，俱用葱酒煎调；④如风热恶毒所生患，必皮肤亢热，红色光亮，形状游走不定者，俱用蜜水调敷；⑤如天疱、火丹、赤游丹、黄水漆疮、恶血攻注等症，俱用板蓝根叶捣汁调敷，加蜜亦可；⑥汤泼火烧而皮肤破烂者用麻油调敷。

具此诸引，理取寒热温凉制之。又在临用之际，顺合天时，洞窥病势，使引为当也。（注：①用蜜水调敷，或用茶汤同蜜调敷，或用葱汤同蜜调敷，为临证配制药膏剂；②用葱酒煎调或用板蓝根叶捣汁调敷为临证配制药糊剂；③用麻油调敷为临证配制油调剂）

【功效】清热解毒，燥湿消肿。

【主治】治痈疽发背、诸般疔肿、跌仆损伤、湿痰流毒、大头时肿、漆疮、火丹、风热天疱、肌肤赤肿、干湿脚气、妇女乳痈、小儿丹毒，凡外科一切诸般顽恶肿毒，随手用之，无不应效，诚为疮家良便方也。

古籍中外用如意金黄散主治疾病举例：

（1）血风疮：《外科正宗》记载："血风疮，乃风热、湿热、血热三者交感而生。发则瘙痒无度，破流脂水，日渐沿开。甚者内服消风散加牛膝、黄柏，外搽解毒雄黄散，或如意金黄散俱可敷之"。（注：与"血风疮"类似的主要有色素性紫癜性皮肤病、瘙痒症、多形红斑等）

（2）囊痈：《外科大成》记载："夫囊痈者阴囊红热肿痛也。由肝肾阴虚，湿热下注所致。治以补阴为主，清热渗湿之药佐之。如初起肿痛小便涩滞者，清肝渗湿汤，或送六味地黄丸……已成者托里消毒散，去桔梗，加泽泻、川山甲，外用如意金黄散。"（注：与"囊痈"类似的主要有阴囊脓肿、阴囊蜂窝织炎等）

（3）汤火伤：《外科备要》记载："系好肉暴受汤泼火烧，皮肤焮痛，外起燎疱。当即将疱挑破，放出毒水，使毒轻也。其症虽属外因，然形势必分轻重……轻者只用如意金黄散敷之"。

【方解】方中天花粉甘、微苦，寒，《本草纲目》记载："治热狂时疾，通小肠，消肿毒，乳痈发背，痔瘘疮疖，排脓生肌长肉，消仆损瘀血"。本药既能清热解毒，又可消肿排脓，故重用为君药（占全方药量的1/4）。

黄柏苦寒泄热，"疗惊气在皮间，肌肤热赤起"（《汤液本草》），治诸疮痛不可忍；大黄苦寒，《本草蒙筌》言其"破症坚积聚止疼，败痈疽热毒消肿"。二药相配，增强清热解毒、消肿止痛之力，共为臣药。

本方的创建者陈实功指出："但诸疮原因气血凝滞而成，切不可纯用凉药，冰凝肌肉，多致难腐难敛，必当温暖散滞、行瘀、拔毒、活血药用之方为妥当也。"故在治疗纯阳证的苦寒药（天花粉、黄柏、大黄）的基础上，又加入了五味温性佐药——姜黄、白芷、紫厚朴、苍术、天南星（除了姜黄用量略大外，其他药味的剂量都很小）。其中姜黄辛苦温，治"瘀血为痛，更消痈肿"（《本草蒙

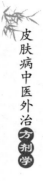

笺》）。白芷辛温，治"乳痈发背，一切疮疥，排脓止痛生肌"（《汤液本草》）。紫厚朴苦温，《本草纲目》记载主治"气血痹，死肌，去三虫"。苍术辛苦温，可收敛燥湿、祛风止痒，《本草纲目》认为"苍术治湿，上、中、下皆有可用，又能总解诸郁。"天南星苦辛温，功能消肿散结、杀虫止痛、攻坚积、消痈肿，《汤液本草》记载："治仆损瘀血，主蛇虫咬，敷疔癣毒疮。"上述五味温性佐药合用，一方面可以佐制苦寒的君药与臣药可能引发的"冰凝肌肉"，又可以祛除皮损处久蕴的湿浊。

甘草、陈皮共为使药。甘草甘平，调和诸药，使相协而不争。陈皮苦辛温，可"以皮达皮"，引方中诸药以达病灶。

本方组成巧妙，寒温配合，使毒热得清而无血瘀之虑，全方共奏清热解毒、燥湿消肿之功。正如《外科正宗》所言："诚为疮家良便方也。"

【方歌】如意金黄散大黄，姜黄黄柏芷陈苍，南星厚朴天花粉，敷之百肿自当安。（《外科正宗》）

第二节　应用方

洪宝丹（《仙传外科集验方》）

【组成】天花粉三两（90g）　姜黄一两（30g）　白芷一两（30g）赤芍药二两（60g）

【制法】上药共研为细末。

【用法】用白水、茶水或酒调药末如稀糊状，涂敷于患处，每日2次。

【功效】清热解毒，凉血消肿。

【主治】诸般热证、痈肿之毒。

【方解】方中天花粉味苦性寒，可以清热解毒，"消肿毒瘀血……导肿气"（《汤液本草》），是为君药。赤芍药苦寒，可清热凉血、散瘀消肿、活血止痛，作为臣药。姜黄苦辛温，可温通活血；白芷辛温，《汤液本草》记载本药治疗"乳痈发背，一切疮疥，排脓止痛生肌"。二药合用，共为佐药。四药配伍，共奏清热解毒、凉血消肿之功。

清凉汁（《外科大成》）

【组成】黄连　黄芩　黄柏　栀子　薄荷　桔梗　枳壳　甘草各五钱（各15g）　　冰片三分（0.9g）　　麝香二分（0.6g）

【制法】将前八味药先用水煎数沸，滤去渣，然后将冰片三分、麝香二分研末兑入药液中。

【用法】以毛刷蘸药液涂于患处，每日数次。

【功效】除湿解毒，清凉止痒。

【主治】涂火赤疮（疱疹样皮炎、类天疱疮）等。

《外科大成》中外用清凉汁主治疾病："火赤疮，初起赤色燎浆脓泡，黄水浸淫，痛如火燎。宜清肌解毒汤服之，清凉汁涂之。"（注：与"火赤疮"类似的主要有疱疹样皮炎、类天疱疮等）

【方解】方中黄连苦寒，清热除湿、解毒消肿，作为君药。正如《本草纲目》记载："诸痛痒疮疡，皆属心火。凡诸疮宜以黄连、当归为君。"

黄芩苦寒，清热燥湿，泻火解毒；黄柏苦寒，泻热，治热疮疱起；栀子苦寒，泻三焦火。三药共为臣药。

薄荷辛凉，"气味俱薄，浮而升，阳也。故能去高巅及皮肤风热"（《本草纲目》），因而加强止痒之效，是为佐药。桔梗味辛苦，气微温，"开胸膈除上气壅，清头目散表寒邪"（《本草蒙筌》），在诸寒凉药中加入此微温之品，正是反佐之意。

枳壳苦而酸，微寒，《汤液本草》记载："治遍身风疹，肌中如

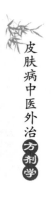

麻豆，恶痒。壳，高，主皮毛、胸膈之病。"可作为"引方中诸药以达病灶"的使药。甘草甘平，调和诸药。冰片、麝香开窍透肉、芳香除臭，也为本方的使药。

全方共奏除湿解毒、清凉止痒之功。

二黄散（《疡医大全》）

【组成】川黄连　黄柏各三两（各90g）　赤小豆　绿豆粉各一两（各30g）　寒水石　紫苏　漏芦各七钱（各21g）

【制法】上药共研为细末。

【用法】用麻油调药末如稀糊状，涂搽患处，每日3次。

【功效】清热解毒，燥湿排脓。

【主治】热疮。《疡医大全》记载："热疮遍身发疮，脓血赤烂如丹，俨如火烧疮。"（注：与"热疮"类似的主要有单纯疱疹、疱疹样脓疱病等）

【方解】方中黄连味苦气寒，清热燥湿解毒，"消恶疮恶痈，却湿热郁热"（《本草蒙筌》）；黄柏气寒味苦，清热解毒燥湿，"疗惊气在皮间，肌肤热赤起"（《汤液本草》）。二者共为本方之君药。漏芦苦咸寒，《本经逢原》记载："治热毒恶疮……为消毒排脓杀虫要药。古方治痈疽发背，以漏芦汤为首称，盖咸能软坚，寒能解毒。"在本方中为臣药。赤小豆甘酸，《本草备要》记载其可"行水散血，消肿排脓，清热解毒。"绿豆甘凉解毒，"绿豆粉治痈疽……真粉，乃绿豆所作，取陈者蜜调敷痘毒、痘疮湿烂不结痂疕者，干扑之良。"（《本经逢原》）二者亦共为本方之臣药。紫苏辛温，解肌发表、散风寒，可佐制君、臣药的一派寒凉，以避免"毒为寒凝，变为阴证"。寒水石辛咸寒，主治身热皮中如火烧，在本方中为使药。诸药合用，共奏清热解毒、燥湿排脓之功。

第三节　备用方

青黛膏（《外科大成》）

【组成】马齿苋四两（120g），研烂　青黛一两（30g）

【制法】先将马齿苋研烂，然后加入青黛，再研匀成膏。

【用法】涂于患处，稍干再换。

【功效】消肿止痛，解毒退热。

【主治】肾脏风疮（阴囊湿疹、阴囊瘙痒症等），并妇人脐下连二阴生疮。

《外科大成》中外用青黛膏主治疾病："肾脏风疮，即肾囊风也。以其久之则有耳鸣、目痒、鼻赤、齿浮、手叉白色等症，及上攻下注，遍体生疮。"又记载："肾囊风者，阴囊作痒，甚则疙瘩顽麻，破流脂水。由肝经风湿所致。"（注：与"肾脏风疮"类似的主要有阴囊湿疹、阴囊瘙痒症等）

治热疮生地黄膏方（《刘涓子鬼遗方》）

【组成】生地黄四两（120g）　黄连五两（150g）　白蔹　芍药
白及各二两（各60g）　苦参　升麻各三两（90g）

【制法】上七味切碎，以猪脂二升半，纳诸药同熬，膏成去滓，候凝。

【用法】摊敷于患处，每日数次。

【功效】清热凉血，解毒止痛。

【主治】热疮。《诸病源候论·热疮候》记载："诸阳气在表，阳气盛则表热，因运动劳役，腠理则虚而开，为风邪所客，风热相搏，留于皮肤则生疮。初作瘭浆，黄汁出；风多则痒，热多则痛；血气乘之，则多脓血，故名热疮也。"（注：与"热疮"类似的主要

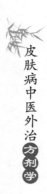
有单纯疱疹、疱疹样脓疱病等）

清凉膏 （《证治准绳·疡医》）

【组成】栀子仁　黄连去须　白芷各二钱半（各8g）　生地黄二两（60g）　葱白十茎，擘　黄蜡半两（15g）　清麻油四两（120g）

【制法】上细锉，于油铛中煎地黄焦黑色，绵滤去滓，澄清。却于铛内入蜡，慢火熬，候蜡消，倾于瓷盒内。

【用法】用时以棉签蘸取少许药膏涂于疮上，每日2次。

【功效】止痛解毒，润肌生肉。

【主治】治汤泼火烧等。

药油方 （《外科大成》）

【组成】黄连　黄柏　连翘　当归　芍药　生地各五分（各1.5g）　香油一杯

【制法】用香油文火煎枯群药，绢滤渣听用。

【用法】涂于患处，每日数次。

【功效】清热凉血，润肤止痒。

【主治】面部皮肤疾病。

黄连膏 （《外科备要》）

【组成】姜黄　黄连　川柏各钱半（各5g）　归尾三钱（10g）生地五钱（15g）　麻油六两（180g）　黄蜡二两（60g）

【制法】麻油浸药三日，慢火炼焦去渣，下黄蜡二两，熔化布滤，入瓷碗中，桑枝搅成膏。

【用法】摊贴于患处，每日1次。

【功效】清热除湿，凉血消肿。

【主治】治湿热诸毒，初起红肿热痛。

第四节 古籍原方

洪宝丹（元代《仙传外科集验方》）

洪宝丹（又名金丹、寸金、四黄散、一黄散、破血丹、黄药）

天花粉三两重 姜黄一两重 白芷一两重 赤芍药二两重

上为末，茶、酒、汤使，随证热涂诸般热证、痈肿之毒、金疮之证。

此一药一凉而已，能化血为水，又能使血瘀积，又能凉肌生肉，去死肌烂肉，既能破血退肿，又能滞气为浮，能止痛又能为痛，闭脓又能出脓，一反一复。此方药性无他，遇凉效少，遇热效多，故非十分阳证不可轻用，恐或凝寒，治疗费力。若夫金疮出血，非此不可，乃第一药。余外但可为前二药之佐使尔，当审之慎之。大抵此三药可合力同功者，可独将专权者，可分司列职者，可合围交攻者，可借援求救者，可勇力相持者，可正兵先锋、奇兵取胜者，可奇兵先锋、正兵取胜者。神圣工巧，端与兵法无异。然兵随印转，将遂令行。故立功取胜，存乎其人。苟非明理通变之士，何足言哉。用法如后：

若病势大热，可用热茶调敷。如证稍温，则用酒调。若用以撮脓，可用三分姜汁、七分茶调。何也？此药最凉，能使血退；姜汁性热，能引血潮。故血退则被引，血潮被逐，进退相持，而后成脓作破，逼脓尽流也。

凡疮口破处，肉硬不消者，疮口被风所袭也。此方中加独活以去风，用热酒调。如又不消，则风毒已深，肌肉结实，又加紫荆皮，有必消之理矣。

此方莫善，去金疮及诸热症赤肿，断诸血根，不使焮赤。若痈疽不可轻用，恐贴处不散，焰毒入内，在骨则成骨痈，在喉项则毒气聚喉，在胸背则阴烂脏腑，在腹肚则为内痛，杀人不救，可不慎哉。只以冲和、玉龙，依法详证，用之为妙。

年少血壮之人，衰老血败之士，如有溅血，无药可止，血尽人亡。若在手足，可用茶调敷手足上下尺余远；若在胸背腰腹，则全体敷之，把住血路，方能止。却用断血药（五倍末，方见后），或神效军中方掺口，方得安愈。

治金疮重者，筋断脉绝，血尽人亡。如要断血，须用绳及绢袋缚住人手臂，却以此方从手臂上用茶调敷住血路，然后却用断血药掺口，却不可使内补及四物等药，却又能令人发呕吐，甚则口眼㖞斜。少焉发烦、发热，成破伤风。只可下对金饮加川芎、白芷、姜、枣煎自安，却徐徐补血。如或有破伤风证，又须用破伤风药，即葛根汤之类（方见后）。疮口用军中方加九肋鳖甲酥炙碾。

凡金疮在头面上者，血不止。急用此方，茶调团围敷颈上截血，疮口边亦用此敷，军中方掺口。重者十日、轻者三日效。

凡金疮着水，肉翻花者，可用蕹汁调此方敷疮口两旁，以火微灸之。或用早稻秆烟熏之，疮口水出即愈。如无水出即是风袭，可用南星茶调敷之即愈。然后以军中方掺口妙。

治妇人产后，或经绝血行逆上，心不能主，或吐血、鼻衄、舌衄，可以此方用井花水调敷颈上，生艾汁调亦妙，其血立止，然后服药以绝原。如舌衄，必有血泡，破之复胀，可用线于舌根颈缚住勿除，于颈项上截血。内用黄芩、荆芥凉心之药，以收其原。舌上用蜜调结口之药以治之，泡破除线血不胀矣。服凉心药四物汤加荆芥、薄荷、朱砂。

此方用药调涂热毒，恐随干随痛，赤肿不退，当用鸡子清调敷，诸热毒难干妙。汤火疮同。

打破伤损在胸膈上者，药通血不下，可用绿豆水调此药末吞之，即吐出而安。又有从高坠下，用通血药不下，数日病人几死。

此必天时寒冻，服大黄等药冰之，血凝片不行，可用热酒调军姜末饮之，片时血通，人得更生。盖借热性以活死血，则前药方能行矣。

如意金黄散（明代《外科正宗》）

如意金黄散大黄，姜黄黄柏芷陈苍。

南星厚朴天花粉，敷之百肿自当安。

治痈疽发背、诸般疔肿、跌仆损伤、湿痰流毒、大头时肿、漆疮、火丹、风热天泡、肌肤赤肿、干湿脚气、妇女乳痈、小儿丹毒，凡外科一切诸般顽恶肿毒，随手用之，无不应效，诚为疮家良便方也。

天花粉上白，十斤　黄柏色重者　大黄　姜黄各五斤　白芷五斤
紫厚朴　陈皮　甘草　苍术　天南星各二斤

以上共为咀片，晒极干燥，用大驴磨连磨三次，方用密绢罗厨筛出，瓷坛收贮，勿令泄气。凡遇红赤肿痛，发热未成脓者，及夏月火令时，俱用茶汤同蜜调敷；如微热微肿及大疮已成，欲作脓者，俱用葱汤同蜜调敷；如漫肿无头，皮色不变、湿痰流毒、附骨痈疽、鹤膝风症等病，俱用葱酒煎调；如风热恶毒所生患，必皮肤亢热，红色光亮，形状游走不定者，俱用蜜水调敷；如天泡、火丹、赤游丹、黄水漆疮、恶血攻注等症，俱用大兰根叶捣汁调敷，加蜜亦可；汤泼火烧，皮肤破烂，麻油调敷。具此诸引，理取寒热温凉制之。又在临用之际，顺合天时，洞窥病势，使引为当也。

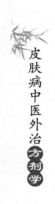

第二章　回阳逐寒剂

外用回阳逐寒剂又称敷贴热药，是一类治疗皮肤阴性病证的外用方剂。属于"八法"中之"温法"的范畴。

【古籍精选】

1. 病证特点

关于皮肤阴性病证的特点，清代《疡医大全》在"论辨纯阴疮疡法"中记载："初起，顶平根散，色暗微肿，不热不疼，身体倦怠者险。已成，肿坚色紫，不作脓，不腐溃，惟口干多烦躁者逆。已溃，皮烂肉坚不腐，肿仍不减，心烦者逆。溃后，脓水清稀，腐肉虽脱，新肉不生，色败臭秽者死。"

2. 治疗要点

关于敷贴热药的临床应用，清代《医宗金鉴·外科心法要诀》认为："经云：发表不远热，敷热药亦发表之意。"明代《证治准绳·疡医》认为："凡痈疽外冷内疼者，由阴气外逼，用热物熨之，大热亦不觉者，须用热物熨令透，随手便用紧急溃脓药，使脓外出尽，肿平即用生肉暖疮和正气药，令进饮食不倦。"清代《疡医大全》还特别记载了用药的技巧："凡制围药，宜绝细，则不痛，和围药多加工夫，搅千余下，其药自稠，则用轻手围之，留孔须如鹅卵形状，敷药之外须用薄纸贴之，务要扯碎贴上，免崩裂疼痛之苦。待围药略干，再用调药余汁润之，以助药力，况药干不能入肌肉，借湿以通窍耳，宜深详之。"

【方剂综述】

1. 适用病证

外用回阳逐寒剂主要适用于治疗皮肤阴性病证。

（1）**阴性皮肤病的主要表现**：病位一般在筋骨，病因多为阴邪，皮损多色淡或白而不热，病程一般较长，病势较缓。瘰疬是比较典型的阴性皮肤病，其病位在里（在肉及筋骨）；病因是阴邪（感痰湿之毒而生）；皮疹表面皮色不变、无灼热；病程漫长，病势缠绵。

（2）**皮肤病阴性证的主要表现**：以阴性红斑的辨证为例，阴性红斑发病缓，或由阳性者日久演变而成，色暗红或淡红。色暗红者为血瘀之征，皮疹暗红、浸润、肥厚、脱屑者为气血凝结、肌肤失养，色淡红者为血虚或余热未尽之征。血虚肌肤失养，故皮疹色淡红、干燥脱屑；余热兼蕴湿，故皮疹色淡红，轻度糜烂、结痂、脱屑。红斑尚可由先天不足、脉络壅聚所致。

2. 方剂分析

本章共选用了外用回阳逐寒剂 9 首，其中经典方 2 首（阳和解凝膏、回阳玉龙膏），应用方 3 首（火龙膏、敷肿方、阳铁箍散），备用方 4 首（抑阴散、阴疽末药方、艾溻法、白敷药）。

9 首外用方剂中包括 3 种剂型，其中散剂 6 首（回阳玉龙膏、敷肿方、阳铁箍散、抑阴散、阴疽末药方、白敷药），硬膏 1 首（阳和解凝膏），胶液剂 1 首（火龙膏），另有外治用法特制药 1 首（艾溻法）。

（1）**关于君药**：9 首外用回阳逐寒剂中，君药共有 8 种：草乌、桂（包括桂枝、肉桂、官桂）、姜、川附、吴茱萸、细辛、艾、生半夏。草乌在 3 首方剂中作为君药，包括全部 2 首经典方和 1 首备用方（抑阴散）。桂（包括桂枝、肉桂、官桂）在 3 首方剂中作为君药，包括全部 2 首经典方和 1 首备用方（阴疽末药方）。姜在 2

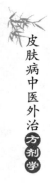

首方剂中作为君药，包括 1 首经典方（回阳玉龙膏）和 1 首应用方（火龙膏）。其他 5 味药各作为 1 首方剂的君药，分别是川附（阳和解凝膏）、吴茱萸（敷肿方）、细辛（阳铁箍散）、艾（艾漏法）、生半夏（白敷药）。

（2）关于功效与主治：在 2 首经典方的组方中，包括的主药（君药与重要臣药）种类较多，例如阳和解凝膏中有桂枝、肉桂、官桂、草乌、川附等，回阳玉龙膏中有草乌、肉桂、军姜、南星等。因此，这 2 首方的功效与主治范围较广，一般皮肤阴性病证均可选用。二者的重要区别在于剂型，阳和解凝膏是硬膏剂，回阳玉龙膏是散剂（可以用适宜基质调成药糊剂、油调剂或软膏剂等）。治疗皮肤阴性病证需要外用硬膏剂时，选用阳和解凝膏；需要外用药糊剂、油调剂或软膏剂时，选用回阳玉龙膏。

其他 7 首方剂各自为 1 种主药，可以根据其特点选用。火龙膏的主药是生姜，重在发散风寒；敷肿方的主药是吴茱萸，重在散寒燥湿；阳铁箍散的主药是细辛，重在逐寒散风；抑阴散的主药是草乌，重在"破恶气，驱风毒"；阴疽末药方的主药是肉桂，重在温托散结；艾漏法的主药是艾茸，重在"逐寒湿，透诸经"；白敷药的主药是生半夏，重在逐寒化痰、消肿散结。

第一节　经典方

阳和解凝膏（《外科证治全生集》）

【组成】新鲜大力子根、叶、梗三斤（1500g）　活白凤仙梗四两（120g）　川附　桂枝　大黄　当归　肉桂　官桂　草乌　地龙　僵蚕　赤芍　白芷　白蔹　白及各二两（各60g）　川芎四两（120g）续断　防风　荆芥　五灵脂　木香　香橼　陈皮各一两（各30g）炒透黄丹七两（210g）　乳香　没药末各二两（各60g）　苏合油四两

（120g） 麝香一两（30g） 香油十斤（5000g）

【制法】 每香油十斤，取新鲜大力子根、叶、梗三斤，活白凤仙梗四两，入油煎枯去渣。次日以川附、桂枝、大黄、当归、肉桂、官桂、草乌、地龙、僵蚕、赤芍、白芷、白蔹、白及各二两，川芎四两、续断、防风、荆芥、五灵脂、木香、香橼、陈皮各一两，再煎，药枯沥渣，隔宿油冷，见过斤两。每油一斤加炒透黄丹七两搅和，文火慢熬，熬至滴水成珠，不黏指为度。即以湿粗纸罨火，以油锅移放冷灶上，取乳香、没药末各二两，苏合油四两，麝香一两，研细入膏搅和，半月后摊贴备用。

【用法】 贴敷于患处，每日或隔日 1 次。

【功效】 逐寒回阳，化瘀散结。

【主治】 烂溃阴疽、鳝拱头（脓肿穿凿性头部毛囊周围炎等）、失荣（颈部恶性肿瘤等）、瓜藤缠（结节性红斑等）、石疽（基底细胞癌等）、冻疮等。

《外科证治全书》记载外敷阳和解凝膏主治疾病举例：

（1）鳝拱头："鳝拱头（溃久名蝼蛄串）。患生婴孩头发内，肿块不红，初起往往错认跌肿，至高大作疼方知觉。医者每以为头属阳，漫用清凉解毒，是以溃者内脓复癍，增出不一；不知此患色白，其脓不红，乃阴寒虚弱之证也，宜用小金丹疗之。初起三服乃消，溃后七丸而愈，外贴阳和解凝膏。"（注：与"鳝拱头"类似的主要有脓肿穿凿性头部毛囊周围炎等）

（2）失荣："失荣，生于肩之上，耳之前后。初起肿核皮色如常，日渐长大，坚硬如石，推之不移，按之不痛，半载一年方作阴痛，由忧思恚怒，痰气凝结而成。初宜服紫元丹消之，每隔两日进一服，所隔之两日，以阳和汤、犀黄丸早晚轮服，外敷抑阴散。如溃，贴阳和解凝膏，内亦以阳和汤、犀黄丸轮服，日日不间，可冀收功。"（注：与"失荣"类似的主要有颈部恶性肿瘤等）

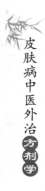

（3）瓜藤缠："瓜藤缠，绕胫结核数枚，不红微痛或不痛，初起以子龙丸，每服三分，淡姜汤每日服三次，至消乃止，或小金丹亦可。若日久肿痛腐溃不已者，则必服犀黄丸，兼服温补祛痰之剂，外贴阳和解凝膏，渐冀收功。"（注：与"瓜藤缠"类似的主要有结节性红斑等）

（4）石疽："石疽初起如恶核，坚硬不痛，渐大如拳。急以阳和汤、犀黄丸每日轮服，紫元丹间服可消。如迟至大如升斗者亦石硬不痛，又日久患现筋纹，偶作抽痛，虽按之如石，而其内已作脓矣……惟现青筋者其内已成黄浆尚可治，令日服阳和汤，外用活商陆根捣烂，加食盐少许敷之，数日作痒，半月皱皮，日敷日软而有脓袋挂下，以银针穿之，用千金内托散加熟地、倍生芪各一两同阳和汤煎服，大剂补托。十剂后以阳和解凝膏随其根盘贴满，独留患孔。再加绷缚法，使其皮膜相连，易于脓尽生肌。接用十全大补、加味保元等汤（参芪忌炙）服至收功。"（注：与"石疽"类似的主要有基底细胞癌等）

（5）冻疮："触犯严寒之气，伤及皮肉，致气血凝结。初起紫斑硬肿，僵木不知痛痒，名曰冻疮，宜用阳和解凝膏贴之。若因暴冻著热或火烘或汤泡，必致皮死溃烂，亦用此膏贴之，三张可愈。"

【方解】方中桂枝辛甘、温。《本经逢原》记载："开腠理，解肌发汗，去皮肤风湿，此皆桂枝所治。"肉桂辛甘大温，"治痘疮灰塌，以其能温托化脓也……肉脱阴疽溃痈久不敛……掺黑膏上，贴癖块效，亦取辛温散结之力。"（《本经逢原》）官桂辛甘、温，"养精神，和颜色，有辛温之功，无壮火之患"（《本经逢原》）。以上桂（包括桂枝、肉桂、官桂）共六两（180g），为本方之君药。川附辛温，主治"痈疽不敛，久漏冷疮"（《本草纲目》）；草乌辛温，有大毒，"开顽痰，治顽疮，以毒攻毒"（《本草纲目》）。此二药与桂（包括桂枝、肉桂、官桂）共用可以逐寒而达阳和，共为君药。

白僵蚕咸平，"其治风痰、结核、头风，皮肤风疹，丹毒作痒，瘰蚀，金疮，疔肿，风疾，皆取散结化痰之义"（《本经逢原》）。地龙咸寒，解湿热、通经络。白芷辛温，"破宿血，补新血，主乳痈发背瘰疬，肠风痔痿，疮痍疥癣，止痛排脓"（《本草纲目》）。白蔹苦甘辛，微寒，主痈肿疽疮，散结气止痛。白及味苦、微寒，"去溃疡败疽，死肌腐肉"（《本草蒙筌》）。以上五味药可散结化痰、通经活络，共为本方之臣药。

川芎辛温，《本草纲目》记载："补五劳，壮筋骨，调众脉，破癥结宿血，养新血，吐血鼻血溺血，脑痈发背，瘰疬瘿赘，痔瘘疮疥，长肉排脓，消瘀血。"当归甘温，破恶血，养新血。乳香活血，没药散血，皆能止痛消肿生肌。以上四味药可散血养血、活血化瘀，亦共为本方之臣药。

大黄味苦、气大寒，"破症坚积聚止疼，败痈疽热毒消肿"（《本草蒙筌》）。赤芍酸苦微寒，"除血痹，破坚积，止痛……善行血中之滞也，故有瘀血留著作痛者宜之"（《本经逢原》）。此二药为佐药，既佐助君、臣药的活血破瘀作用，又用其寒性，反佐君、臣药的温热可能引起的燥邪伤阴。

续断苦微温，散痈肿瘀血。防风甘辛温，治风祛湿。荆芥辛微温，"破结聚气，下瘀血，除湿痹"（《本经逢原》）。此三药亦为佐药，以加强治风祛湿、散瘀消肿之功。五灵脂甘温，"此药能治血病，散血和血而止诸痛"（《本草纲目》）。木香辛温，散滞气，调诸气。香橼酸温，功能理气。陈皮苦辛温，可去滞气。此四药也为佐药，可佐助散血理气、消肿止痛的作用。

特别值得注意的是，本方独具匠心地使用了鲜药。其一是"新鲜大力子根、叶、梗"，大力子又名牛蒡、恶实、鼠粘，其根茎苦寒，鲜品可治疗皮肤疾患，《本草纲目》记载："茎叶煮汁作浴汤，去皮间习习如虫行。又入盐花生捣，拓一切肿毒。"其二是"活白

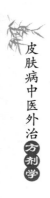

风仙梗",凤仙苦辛,"打杖肿痛:凤仙花叶捣如泥,涂肿破处,干则又上,一夜血散,即愈。"(《本草纲目》)本方先用香油将两味鲜药煎枯去渣,使油中包含"鲜药的向外发散之性",次日再用此油煎其他群药,可能起到"使药"效果,使全方的药性重点在皮肤部位发挥作用。麝香辛温,开经络之壅遏,也有引方中诸药以达病灶的作用。

全方众药协同,共奏逐寒回阳、化瘀散结之功。

回阳玉龙膏(《仙传外科集验方》)

【组成】草乌三两(90g),炒　南星一两(30g),煨　军姜二两(60g),煨　白芷一两(30g),不见火　赤芍药一两(30g),炒　肉桂半两(15g),不见火

【制法】上药共研为细末。

【用法】用热酒、水调成药糊剂,或用植物油调成油调剂,或用软膏基质调成软膏剂,涂敷于患处,每日1次。

【功效】回阳逐寒,活血化瘀。

【主治】阴发背、冷流注(骨脓疡等)、百会疽(发生在头部的痈等)、鼓椎风、久损痛、冷痹、风湿,诸脚气冷肿无红赤者,冷痛不肿者,足顽麻,妇人冷血风,诸阴证之第一药也。

古籍中外敷回阳玉龙膏主治疾病举例:

(1)百会疽:《医宗金鉴·外科心法要诀》记载:"百会疽又名玉顶发,生在巅顶正中,属督脉经百会穴。由膏粱太过,火毒凝结而成。初起形如粟米,渐肿根大如钱,甚则形似葡萄,坚硬如铁,高尖红肿,焮热疼痛,疮根收束,憎寒壮热,大渴随饮随干,口苦唇焦,便秘烦躁,脉见洪数者,此属气实。宜服黄连消毒饮,以清毒火,外敷冲和膏。若漫肿平塌,紫暗坚硬,臀痛根散,恶寒便泻,脉见细数者,此属阳虚,宜服十全大补汤以温补

之，外敷回阳玉龙膏。"（注：与"百会疽"类似的主要有发生在头部的痈等）

（2）冷流注：《疡医大全》记载："冷流注多附骨，硬不消，骨寒而痛，筋缩不能伸屈，庸俗误用刀针，又无脓血，止有如屋漏汁，或瘀黑血，宜用回阳玉龙膏；如稍缓，再加军姜、肉桂、白芷、草乌等分，热酒调敷，则骨寒除而痛自止，气温和而筋自伸，肉亦软而肿自消。"（注：与"冷流注"类似的主要有骨脓疡等）

【方解】夫杂病虽见于皮肤手足之间，而因必本于五脏六腑。盖脏腑之血脉经络，一身昼夜运行，周而复始。一脏受病，必见于本脏脉息所经之处，即阴阳分手足之所属也。其为病有冷有热，热者易治，冷者难疗。夫冷，必由脏腑元阳虚弱，然后风邪得以乘间而入，血气不匀，遂自经络而客于皮肤之间，脉息不能周流，遂涩于所滞，愈冷则愈积而不散；复加庸医用凉剂而内外交攻，则其为病鲜有不危者矣。学者当观其外之为证，而察其内之所属，表里相应，万无失一。此药有军姜、肉桂，足以为热血生血。然既生，即热而不能散，又反为害，故有草乌、南星，足以破恶气，驱风毒，活死肌，除骨痛，消结块，唤阳气。又有赤芍、白芷，足以散滞血，住痛苦，生肌肉，加以酒行药性散气血，虽十分冷证，未有不愈，端如发寒灰之焰，回枯木之春。大抵病冷则肌肉阴烂，不知痛痒。其有痛者，又多附骨之痛不除，则寒根透髓，非寻常之药所能及。惟此药大能逐去阴毒，迎回阳气，住骨中痛，且止肌肉皮肤之病，从可知矣。但当斟酌用之，不可大过，则为全美。

【方歌】回阳玉龙阴毒证，不热不疼不肿高，军姜桂芍星乌芷，研末须将热酒调。（《医宗金鉴·外科心法要诀》）

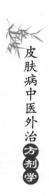

第二节　应用方

火龙膏（《外科理例》）

【组成】生姜半斤（500g）、取汁　乳香为末　没药末各五钱（各15g）　麝香为末、一钱（3g）　牛皮胶广东者、二两切（60g）

【制法】先将姜汁并胶溶化，方下乳、没，调匀，待温，下麝香即成膏。

【用法】摊贴于患处，每日1次。

【功效】发散风寒，活血化瘀。

【主治】风寒湿毒所袭之筋挛骨痛，或肢节疼痛，及湿痰流注，经络作痛，不能行步，鹤膝风，历节风疼痛。

【方解】方中生姜气温味辛，"发散风寒，益元气"（《汤液本草》），为君药。乳香苦温，定诸经之痛。没药苦平，《汤液本草》云："主破血止痛，疗金疮杖疮，诸恶疮。"二药活血化瘀，为臣药。麝香辛温，主辟恶气，为佐使药。牛皮胶为赋形基质，也为使药。诸药合用，有发散风寒、活血化瘀之效。

敷肿方（《外科大成》）

【组成】文蛤醋浸炒　吴茱萸等分

【制法】上药共研为细末。

【用法】用米醋调药末如糊状，涂敷于患处，每日1次。

【功效】散寒燥湿，消肿止痛。

【主治】膝痛，寒湿脚气。

【方解】方中吴茱萸辛热，"茱萸辛热，能散能温；苦热，能燥能坚。故其所治之症，皆取其散寒温中、燥湿解郁之功。"（《本草纲目》）为本方之君药。文蛤咸平，"消平鼠瘘痔疮，走马疳蚀口鼻将危，和腊猪脂为膏敷贴。"（《本草蒙筌》）为本方之臣药。二药合用，有散寒燥湿、消肿止痛之效。

阳铁箍散（《疡科心得集》）

【组成】细辛半斤（250g）　川乌半斤（250g）　草乌半斤（250g）官桂半斤（250g）　白芥子四两（120g）　川椒三两（90g）　降香末一升　陈小粉炒黑，研，十斤（5000g）　生半夏四两（120g）　生南星四两（120g）

【制法】上药共研为细末。

【用法】用葱头汁调药末如糊状，涂敷于阴疮四围，使不走散，每日1次。

【功效】逐寒散风，温通消肿。

【主治】遇阴证用之。

【方解】方中细辛辛温，《神农本草经百种录》认为："细辛气盛而味烈，其疏散之力更大。且风必挟寒以来，而又本热而标寒。细辛性温，又能驱逐寒气，其疏散上下之风邪，能无微不入，无处不到也。"细辛逐寒散风，为本方之君药。

川乌辛热，除寒湿，"行经散风，助阳退阴"（《得配本草》）。草乌辛苦大热，《本草求真》指出："此药止能搜风胜湿，开顽痰，治顽疮，以毒攻毒而已。"川乌、草乌助阳退阴、搜风胜湿，共为本方之臣药。

官桂辛甘温，温经通血脉；白芥子辛温，"有利气豁痰，散痛消肿辟恶之功"（《本经逢原》）。川椒辛温，大热，《汤液本草》云："逐骨节皮肤死肌，寒湿痹痛。"官桂、白芥子、川椒温通血脉、散痛消肿，亦为本方之臣药。

半夏味辛、微苦，气平，"生半夏消痈肿，成颗者摩水，敷蝎子螫人，涂上即愈。"（《本草蒙筌》）南星辛温，"祛四肢之麻痹，

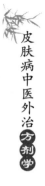

散血攻积……敷疥癣疮毒并蛇咬损伤。"(《得配本草》)二药为本方之佐药。

降香辛温，《本草纲目》记载："烧之，辟天行时气，宅舍怪异。小儿带之，辟邪恶气。疗折伤金疮，止血定痛，消肿生肌。"此药为本方之使药。陈小粉甘凉，作为本方（散剂）的主要赋形成分，也是使药。

以上诸药协同，共奏逐寒散风、温通消肿之功。

第三节　备用方

抑阴散（《外科证治全书》）

【组成】草乌二两（60g）　南星　独活去节　香白芷　狼毒各一两（各30g）

【制法】上药共研为细末。

【用法】用葱汁调药末如糊状，涂敷于患处，每日1次。

【功效】回阳逐寒，活血解毒。

【主治】阴疽漫肿不红，坚硬木痛或不痛，及筋挛骨痛，一切阴寒凝滞冷证。

阴疽末药方（《洞天奥旨》）

【组成】肉桂三钱（10g）　冰片三分（1g）　人参一钱（3g）丹砂三钱（10g）　紫石英三钱（10g）　儿茶三钱（10g）　五灵脂二钱（6g）

【制法】上药各研为细末，混匀备用。

【用法】将以上药末掺于适宜的药膏内，涂敷于患处，每日1次。

【功效】温阳益气，活血止痛。

【主治】阴疽。

艾熨法（《外科备要》）

【组成】硫黄　雄黄各五钱（各15g）、研末　细艾茸一斤（500g）

【制法】先将硫黄、雄黄研为细末，然后与细艾茸拌匀，放入罐内，水煮半日，候水干，备用。

【用法】取艾捣作两块，乘热轮流敷熨患上，冷则煮热再熨十数次。

【功效】回阳逐寒，解毒杀虫。

【主治】阴疮黑陷，不热不疼。

白敷药（《疡医大全》）

【组成】陈小粉　白蔹　生半夏　白芷　生南星　白及　五倍子山柰　人中白各三两（各90g）

【制法】上药共研为细末，瓷瓶密贮。

【用法】火痰用黄蜜调；流痰、湿痰用鸡蛋清调；瘰疬、腮痛、腋痛、喉痰用米醋调。惟乳证用活鲫鱼一尾，捣烂去骨，和药末捣。涂敷于患处，每日1次。

【功效】逐寒化痰，消肿散结。

【主治】一切流痰湿痰，寒痰喉痰，腮痛腋痛，及妇人乳痈、乳疽、乳吹，瘰疬等证。

第四节　古籍原方

回阳玉龙膏（元代《仙传外科集验方》）

草乌三两重，炒　南星一两重，煨　军姜二两重，煨　白芷一两重，不见火　赤芍药一两重，炒　肉桂半两重，不见火

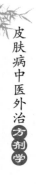

　　此方治阴发背、冷流注、鼓椎风、久损痛、冷痹、风湿，诸脚气冷肿无红赤者，冷痛不肿者，足顽麻，妇人冷血风，诸阴证之第一药也。用热酒调涂。用法详具于后：

　　夫杂病虽见于皮肤手足之间，而因必本于五脏六腑。盖脏腑之血脉经络，一身昼夜运行，周而复始。一脏受病，必见于本脏脉息所经之处，即阴阳分手足之所属也。其为病有冷有热，热者易治，冷者难疗。夫冷，必由脏腑元阳虚弱，然后风邪得以乘间而入，血气不匀，遂自经络而客于皮肤之间，脉息不能周流，遂涩于所滞，愈冷则愈积而不散；复加庸医用凉剂而内外交攻，则其为病鲜有不危者矣。学者当观其外之为证而察其内之所属，表里相应，万无失一。此药有军姜、肉桂，足以为热血生血。然既生，即热而不能散，又反为害。故有草乌、南星，足以破恶气，驱风毒，活死肌，除骨痛，消结块，唤阳气。又有赤芍、白芷，足以散滞血，住痛苦，生肌肉，加以酒行药性散气血，虽十分冷证，未有不愈，端如发寒灰之焰，回枯木之春。大抵病冷则肌肉阴烂，不知痛痒。其有痛者，又多附骨之痛不除，则寒根透髓，非寻常之药所能及。惟此药大能逐去阴毒，迎回阳气，住骨中痛，且止肌肉皮肤之病，从可知矣。但当斟酌用之，不可大过，则为全美。治法加减，疏举如下。

　　发背发于阴，又为冷药所误。又或发于阳，而误于药冷。阳变为阴，满背黑烂，四周好肉上用洪宝丹，把住中间，以此药敷之，一夜阳气回，黑者皆红，察其红活即住此药，却以冲和收功。如不效，欲作脓，又以南星、草乌加于冲和用之。如阳已回，黑已红，惟中间一点黑烂不能红者，盖血已死，可以朴硝、明矾，又云白丁香、硇砂、乳香，用唾调匀，于黑红交处作一圈，上用冲和盖之，至明早起药，自然去黑肉如割，却以药洗之，搽以生肉，合口收功。

流注冷证多附骨，内硬不消，骨寒而痛，筋缩不伸。若轻用刀针，并无脓血，若只有乳汁清流，或有瘀血，宜用此药敷之。若稍缓止，以军姜、白芷、肉桂、草乌等分，热酒调敷，骨寒除而痛止，则气温和而筋自伸，肉硬自消矣。然治流注，不可无木腊，以其性能破积滞之气，消坚硬之肿最妙。又不可多，多则能解药性，盖此证主于温药故也。

鼓椎风，起于中湿，或伤寒余毒，又或起于流注之坏证，或起于风湿虚痹。此证有三：一是两膝相搕，行步振掉，膝陀胫骨微肿；二是膝陀胫骨交接处，大如椎，腿股肉消，皮缩裹骨；三是上腿肿大，下股冷消。盖足膝属肝，肝经有风寒湿气则血脉不流而作此，遂为膝寒所涩，凝流不动。下股之血脉有去而无返，是以愈瘦愈冷而筋愈缩；上腿之血脉有积而无散，是以愈肿愈热而肉愈瘦。其原若起于流注，则肉凝者为烂，烂则冷毒腐骨。腐骨一出，神仙无术。未破则肌肉尚未死，急以此药，热酒调敷膝陀骨上腿处，以住骨痛回阳气；又以冲和涂下腿冷处，引其血气，使流动而不通贯血脉。又以此方敷胫骨交接处，以接所引之血脉，以散所积之阴气。内则用追风丸，倍加乳香以伸筋。如法服之，无不愈者。如人欲出方，可用五积散加姜、桂、芷、归，又加大川乌、牛膝、槟榔、木瓜，或茶或酒调之。

男子妇人久患冷痹血风，手足顽麻，或不能举动，可用绵子夹袋此药在中心，却以长长缠在痛处，用绢袋系定。此药能除骨痛，附在肉上觉皮肤如蚁缘，即其功也。如痹，可加丁皮、吴茱萸、没药、大川乌等分，然后全在追风丸，表里交攻，去病如神。

风脚痛不可忍，内用追风丸，外用此方加生面，姜汁调热敷。欲得立止，可依法加乳香、没药，化开酒调为妙。

久损入骨者，盖因坠压跌仆伤折，不曾通血，以至死血在所患之处，久则如鸡肺之附肋，轻者苔藓之晕。年少之时血气温和，尤

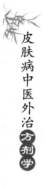

且不觉；年老血衰，遇风寒雨湿，其病即发。宜以此方热酒调敷，内则用搜损寻痛丸，表里交攻为妙。虽然血气虚弱之人，病在胸肋腰背之间者，谓之脱垢不除，变为血结劳，不论老少，年远近岁，大而遍身，小而一拳半肘，医之则一。此等乃根蒂之病，此非一剂可愈，磨以岁月方可安。未成劳者易，已成劳者难。

法只用南星、草乌，加少肉桂，能去黑烂溃脓，谓之小玉龙，此法大效。

治石痈，用此方热酒调敷外，却用洪宝箍住四围，待成脓后破。

妇人乳痈，多因小儿断乳之后不能回化；又有妇人乳多，孩儿饮少，积滞凝结；又为经候不调，逆行失道；又有邪气内郁而后结成痈肿。初发之时切不宜用凉药冰之，盖乳者血化所成，不能漏泄，遂结实肿核，其性清寒。若为冷药一冰，凝结不散，积久而外血不能化乳者，方作热痛，蒸逼乳核而成脓。其苦异常，必烂尽而后已。故病乳痈者，既愈则失其乳矣。盖乳性最寒而又滞，以凉剂则阴烂也。然凉药亦未尝不用，用于既破之后则佳。如初发之时，宜于此方中用南星、姜汁、酒调匀热敷，即可内消。欲急，则又佐以草乌，此药味性烈，能破恶块、逐寒热，遇冷即消，遇热即溃。如已成痈肿，易又从冲和，依常法用之，或加此草乌、南星二味亦可。破后观其原，原于冷用冲和收功；原于热用洪宝生肌，且须用乳没住痛，以减其苦。至于吃药，只用瓜蒌散，随人虚实，参以通顺散、十宣相间服之。多口者为乳发，乳房坚硬者为乳石，正在乳嘴处肿者为吹乳，在乳兜囊下为乳漏，以肉悬垂而血易满故也，故为难治。一囊一口为乳痈，五十岁老人无治法。外有老人乳节，又为可治。盖在垂囊肉上为痈，若近脑则为节矣。

宿痰失道，痈肿无毒者，可用此药点头。病旁出，再作为佳，不然则元阳虚耗，此为败证。如元阳虚耗败证者，急用全体玉龙敷之，拔出成脓，服药则通顺散加桔梗、半夏、当归、肉桂等药。若病红活热骤，则当归冲和为佳，切不可误投凉剂。此方但能拔毒作脓，病回即止，不可过。若能参用陷脉神剂尤妙，出《外科精要》。

　　肚痈一证，十有九死。盖胃属阴，外寒里热。凡气血潮聚，趋热避寒，故多为内痈，不能外现，间有微影欲出，则又为冷药所蠲，及服凉剂，虽有神仙，莫施其功，医者可不慎乎。凡有此证，初觉腰痛，且以手按之痛苦，走闪移动则为气块；若根不动，外面微有红肿，则为内痈。急以此方拔出毒气，作成外痈，然后收功冲和，内则用通顺散加忍冬藤，治法如前。若痈自能外现者，不必用此方，只用冲和为妙，不可轻用针刀。如犯铁器，口不能合，只用玉龙贴痈头上，四面以冲和围之，依法自破。若脓流不快，依法用洪宝三分、姜汁七分，茶调敷之，脓出皆尽；内用十宣平补生肌，外则依然收功冲和。此证阴多阳少，损人最害，将安之际倍服内补，以生气血，庶几易愈，否则消而复胀，口不合。既安之后，尤宜多服内补加附子，否则气弱难平。证冷者，未破之先尤宜先服附子方好；既破之后，切不可用急涩敛口之药，恐贻毒不散。服药力到，自然合口。至于内痈已成，不能拔出，只用冲和外贴，使在外温合成脓，自脏腑而出，不至肉烂，死生所系，全在服药之功，治法见前。最忌毒食，食毒即发，反复杂疗。又有孕妇病此者，又与此异，内用紫苏饮安胎，勿轻与他药。若临月则儿与脓俱下，若尚远则脓自大腑中下。若初萌只服药可消。若痈在外面，其证必热，惟可用冲和收功，亦须审轻重用之，恐有误也。

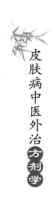
第三章 调和剂

外用调和剂又称敷贴温药，是一类治疗皮肤阴阳不调病证的外用方剂。属于"八法"中之"和法"的范畴。

【古籍精选】

1. 病证特点

关于皮肤阴阳不调病证的特点，明代《外科正宗》在"痈疽半阴半阳症歌"中有详尽论述："阴阳之症两相交，生死同兼事可招，微热微寒微赤肿，半昏半爽半平高。脉来虽数多无力，饮食虽餐便不消，肿而不溃因脾弱，溃而不敛为脓饶。大便多溏小便数，上身有汗下身焦。五善虽兼有，七恶未全逃；口渴喜茶肠腹痛，面浮靥饮足心高。心烦不稳睡，神乱怕音焦；投方应病方为妙，阴转为阳渐可调。心真造化，尔命坚牢，逢之任是神仙手，半死余生定莫逃。"

2. 治疗要点

关于敷贴温药的临床应用，清代《疡医大全》认为："痈疽之候，纯阳固多，纯阴原少，惟半阳半阴之证最多，全在医者留心，不可忽略。盖阴阳兼半之证，若从辛温之剂内服外敷，则阴气潜消，转为阳证；若从清凉外敷，或用冷蜜蛋清调药涂敷，内投苦寒败毒之剂，则阳气冰伏，变为纯阴之证，吉凶反掌，医家病家均宜警省。"

明代《证治准绳·疡医》还特别记载了用药的技巧："大抵敷贴之法，欲消散肿毒，疏通血脉，寒热错综，皆期于不成脓也。凡肿皮厚者，以软帛或绵纸涂药贴熁之，待其药干方换。肿皮薄者，用疏纱或薄纸涂药贴熁之，其药未干即当换之。至脓溃之后即贴温肌生肉膏药，要在逐臭腐，排恶汁，取死肌，生良肉，全藉温热膏剂之力也，切勿用寒凉药水调贴，令血滞而难瘥，盖血脉喜温而恶寒故也。"

【方剂综述】

1. 适用病证

外用调和剂主要适用于治疗皮肤阴阳不调病证。

（1）阴阳不调性皮肤病的主要表现：病位在皮肉及筋骨，病因可为阳邪与阴邪，皮损可鲜红而灼热，也可色淡或白而不热，病程较长，有自限性，病势多先急而后缓等。白疕（银屑病）是比较典型的阴阳不调性皮肤病，其病位在表及里（在皮肉，可及筋骨，例如痹证白疕，相当于关节病型银屑病）；病因是阳邪或阴邪（例如风热或寒湿）；皮疹为红斑上发生银白色鳞屑，红斑可以是鲜红、淡红或暗红；病程较长，但是有自限性；病势为进行期发疹迅速，静止期皮疹顽固，消退缓慢。

（2）皮肤阴阳不调证的主要表现：以恶核肿（结节性发热性非化脓性脂膜炎）与肌痹（皮肌炎）的阴阳不调证为例，恶核肿的阴阳不调证可见躯干或四肢有大小不等的皮下结节，色红或暗，触之稍硬疼痛，有的软化而不破溃；全身不适，肌肉酸痛，发烧，疲倦无力，食少纳差；舌质微红、苔少，脉沉细。肌痹（皮肌炎）的阴阳不调证病程长，皮损暗红；消瘦无力，倦怠头晕，食少纳差，睡眠欠佳，胃寒便溏，腹胀；舌淡胖、少苔，脉沉细。

2. 方剂分析

本章共选用了外用调和剂 4 首，其中经典方 1 首（冲和膏），应用方 1 首（颠倒散），备用方 2 首（阴阳至圣丹、阴阳至圣膏）。

4 首外用方剂中包括 2 种剂型，其中散剂 3 首（冲和膏、颠倒

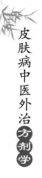

散、阴阳至圣丹），硬膏 1 首（阴阳至圣膏）。

调和剂的组方思路包括五行相配（冲和膏的组方思路）、凉热相配（颠倒散的组方思路）、攻补相配（阴阳至圣丹及阴阳至圣膏的组方思路）。

（1）五行相配：冲和膏中用"木之精"紫荆皮、"火之精"赤芍药、"土之精"独活、"金之精"白芷、"水之精"石菖蒲相配。制方者总结："此药是温平……为散风行气、活血消肿、祛冷软坚之良药也。其中五行相配用者，再无不效之理。"

（2）凉热相配：颠倒散中将凉药大黄与热药硫黄相配。大黄凉血破瘀，外敷可以治疗由肺经血热而成的面鼻"色赤肿痛"或"先红后紫"等症。硫黄气温、大热，外敷可以治疗阴湿所生的面鼻"起碎疙瘩，破出白粉汁，久成白粒如黍米状"等症。

（3）攻补相配：阴阳至圣丹及阴阳至圣膏均为攻补相配，但是二者又有区别。阴阳至圣丹之攻补相配以补为主，重用补元阳、生阴血的人参（一两），适量用"以毒攻毒"的藤黄（三钱）等；阴阳至圣膏之攻补相配以攻为主，重用金银花（一斤）以清热解毒，适量用人参（五钱）以补元气等。

第一节　经典方

冲和膏（《外科正宗》）

【组成】紫荆皮五两（150g），炒　独活三两（90g），炒　赤芍二两（60g），炒　白芷一两（30g）　石菖蒲一两半（45g）

【制法】上药混匀，共研为细末。

【用法】用葱汤、热酒或蜜水等调药末如糊状，涂敷于患处，每日 1 次。

【功效】调和阴阳，行气活血。

【主治】痈疽、发背，阴阳不和、冷热不明者宜用此药，例如玉枕疽（发生在颈后部位的痈等）、腋痈（化脓性汗腺炎等）、石榴疽（发生在肘尖部位的痈等）。

《医宗金鉴·外科心法要诀》外敷冲和膏主治疾病举例：

（1）玉枕疽："生在玉枕骨尖微上脑户穴。初起如粟，麻痒相兼，寒热往来，口渴便秘，渐增坚硬，大者如茄，小如鹅卵，红活高肿。溃出稠脓者，属吉而顺也；若紫暗塌陷，溃出血水者，属凶险也。初则俱服神授卫生汤消解之，虚者宜服托里消毒散，外敷冲和膏。"（注：与"玉枕疽"类似的主要有发生在颈后部位的痈等）

（2）腋痈："发于腋际，即俗名胳肢窝也，属肝脾血热兼忿怒而成。初起暴肿炊硬，色赤疼痛，身发寒热，难消必欲作脓。初宜服柴胡清肝汤，外敷冲和膏……"（注：与"腋痈"类似的主要有化脓性汗腺炎等）

（3）石榴疽："生于肘尖上寸余，属三焦经天井穴。初起黄粟小疱，根脚便觉开大，色红炊肿，坚硬疼痛，肿如覆碗，破翻如榴，寒热如疟。由三焦相火与外湿相搏而成。初起宜蟾酥丸汗之，外以艾灸九壮，贴蟾酥饼，用万应膏盖之。炊肿处敷冲和膏，服菊花清燥汤；烦躁热甚者，服护心散。九日后作稠脓，痛减喜食，表里证俱退者顺，反此者逆。"（注：与"石榴疽"类似的主要有发生在肘尖部位的痈等）

【方解】夫痈疽流注杂病，莫非气血凝滞所成，遇温即生，遇凉即死。生则散，死则凝。此药是温平，方中紫荆皮乃木之精，能破气、逐血、消肿；独活土之精，动荡凝滞血脉，散骨中冷痛，去麻痹湿；石菖蒲水之精，善破坚硬，生血止痛，破风消肿；白芷金之精，能去风生肌定痛；赤芍药火之精，能生血活血，散瘀除痛，盖血生则肌肉不死，血动则经络流通。故肌活不致烂痛，经通不致

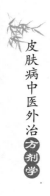

壅肿。此为散风行气、活血消肿、祛冷软坚之良药也。其中五行相配用者，再无不效之理。

【方歌】冲和膏内紫荆皮，独活菖蒲赤芍宜，白芷随方加减法，诸般百症可堪医。(《外科正宗》)

第二节　应用方

颠倒散 (《医宗金鉴·外科心法要诀》)

【组成】大黄　硫黄各等分

【制法】上药各研为细末，然后共合一处，再研匀。

【用法】以凉水调药末如糊状，涂敷于患处，每日 2 次。

【功效】凉血解毒，除湿化瘀。

【主治】肺风粉刺（痤疮等）、酒齇鼻、上水鱼（发生在腘窝折纹两侧部位的化脓性疾患）等。

古籍中外敷颠倒散主治疾病举例：

（1）肺风粉刺：《外科备要》记载："每发于面鼻，起碎疙瘩，形如黍屑，色赤肿痛，破出白粉汁，久成白粒如黍米状。由肺经血热而成。宜服枇杷清肺饮，外敷颠倒散，缓缓自收功也。"（注：与"肺风粉刺"类似的主要有痤疮等）

（2）酒齇鼻：《医宗金鉴·外科心法要诀》记载："此证生于鼻准头及鼻两边，由胃火熏肺，更因风寒外束，血瘀凝结，故先红后紫，久变为黑，最为缠绵。治宜宣肺中郁气，化滞血，如麻黄宣肺酒、凉血四物汤俱可选用，使荣卫流通，以滋新血，再以颠倒散敷于患处。"

（3）上水鱼：《医宗金鉴·外科心法要诀》记载："生委中折纹两梢，肿如高埂，长若鱼形，色紫作痛，由血热遇外寒稽留，则血瘀凝结而成。外用砭法，向肿埂上砭出恶血，兼用二黄散（即颠

倒散）香油调敷，甚效。"（注：与"上水鱼"类似的主要有发生在腘窝折纹两侧部位的化脓性疾患）

【方解】 方中大黄苦寒，泻诸实热不通。《本经逢原》认为："其功专于行瘀血，导血闭，通积滞，破癥瘕，消实热，泻痞满，润燥结，敷肿毒，总赖推陈致新之功。"因此，大黄凉血破瘀，外敷可以治疗"由肺经血热而成"的面鼻"色赤肿痛"或"先红后紫"等症。硫黄气温、大热。《神农本草经百种录》指出："阴湿所生之疾，惟阳燥之物能已之。"因此，硫黄外敷可以治疗"阴湿所生"的面鼻"起碎疙瘩，破出白粉汁，久成白粒如黍米状"等症。《神农本草经百种录》还进一步提出：硫黄可以"杀发根湿气所生之虫"。

如果从"阴阳变化"的角度来分析肺风粉刺或酒齇鼻的皮损表现，可以发现阴阳不调正是其重要特征。例如：①面鼻"色赤肿痛"属"阳"，而"破出白粉汁"又属"阴"。②皮损先红（属"阳"）后紫，久变为黑（属"阴"）。此种情况若纯用凉药，虽然可以清血热，但是可能引起"湿滞"与"血瘀"。正如《外科正宗》所论述："但诸疮原因气血凝滞而成，切不可纯用凉药，冰凝肌肉，多致难腐难敛，必当温暖散滞、行瘀拔毒，活血药用之，方为妥当也。"本方正是考虑到所治病证的阴阳不调的特征，将凉药大黄与热药硫黄同用，既凉血解毒又能化解阴湿。所以《疡科捷径》总结本方道："此药缘何颠倒名，大黄寒极硫黄温。同为细末堪胜任，凉水调涂粉刺痕。"

第三节　备用方

阴阳至圣丹（《疡医大全》）

【组成】 人参　广三七　儿茶水飞去砂　川倍子各一两（各30g）

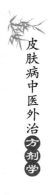

血竭透明者五钱（15g）　　藤黄　乳香去油，各三钱（各10g）　　轻粉一钱（3g）　　冰片一钱（3g）　　川贝母去心，二钱（6g）

【制法】上药混匀，共研至无声为度。

【用法】阳疮每用二钱，阴疮每用五钱，掺于疮上，每日1次。

【功效】益气活血，化痰散结。

【主治】阳疮与阴疮。

阴阳至圣膏（《洞天奥旨》）

【组成】金银花一斤（500g）　　生地八两（240g）　　当归三两（90g）　　川芎二两（60g）　　黄芪三两（90g）　　生甘草一两（30g）　　牛膝一两（30g）　　丹皮一两（30g）　　荆芥一两（30g）　　防风五钱（15g）　　茜根五钱（15g）　　人参五钱（15g）　　玄参五两（150g）　　麻油五斤（2500g）　　黄丹二斤（1000g）　　广木香一两（30g）　　没药一两（30g）　　乳香一两（30g）　　血竭一两（30g）　　象皮五钱（15g）　　麝香一钱（3g）

末药方：人参三钱（9g）　　冰片一钱（3g）　　乳香三钱（10g）　　血竭五钱（15g）　　三七末一两（30g）　　儿茶一两（30g）　　川倍子一两（30g）　　藤黄三钱（10g）　　贝母二钱（6g）　　轻粉一钱（3g）

【制法】前群药用麻油五斤熬至药黑，去渣再熬至滴水成珠，入黄丹二斤、广木香一两、没药一两、乳香一两、血竭一两、象皮五钱、麝香一钱，各为细末，入油中少煎好，藏瓷罐内。每膏一个，约重一两，再加后末药。

【用法】以此膏贴于患处，每日1次。

【功效】解毒消肿，益气养血。

【主治】阴阳痈疽。用刀去其口边腐肉，即以此膏贴之，即止痛，败脓尽出。

第四节　古籍原方

冲和仙膏（元代《仙传外科集验方》）

【冲和仙膏】（一名黄云膏，又名仙膏）冷热不明者用之，茶酒随证治之。

川紫荆皮五两重，炒。又名红肉，又曰内消　　独活三两重，炒，不用节　赤芍药二两重，炒　白芷一两重，不见火　木腊又名望见消、阳春雪，随加减妙，即石菖蒲

上五件，并为细末，用法详见于后。

夫痈疽流注杂病，莫非气血凝滞所成，遇温即生，遇凉即死。生则散，死则凝。此药是温平，紫荆皮木之精，能破气、逐血、消肿；独活土之精，能止风、动血、引气、拔骨中毒，去痹湿气，更能与木腊破石肿坚硬；赤芍药火之精，微能生血、住痛、去风；木腊水之精，能生血、住痛、消肿、破风、散血；白芷金之精，能去风、生肌、止痛。盖血生则不死，血动则流通，肌生则不烂，痛止则不掀作，风去则血自散，气破则硬可消、毒自散，五者交攻，病安有不愈乎。

凡病有三证，治有三法。如病极热，则此方中可倍加紫荆皮、木腊，少用三品，亦能消散之，但功少迟耳。如病极冷，则此方微加赤芍药、独活，亦能活血而消散之，功亦稍迟，而不坏病。

如病热势大盛，切不可用酒调，但可用葱泡汤，调此药热敷上，葱亦能散气故也。血得热则行，故热敷也。如病稍减，又须用酒调。酒能生血，遇热则血愈生；酒又能行血，遇温则血愈行矣。

疮面有血泡成小疮，不可用木腊，恐性粘起药时生受，宜用四味先敷，后用木腊盖在上面，覆过四围，以截助攻之血路。凡敷药皆须热敷，干则又以元汤湿透之，使药性湿蒸而行，病自退矣。

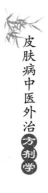

如用正方，四面黑晕不退，疮口皆无血色者，是人曾用冷药太过，不可便用玉龙，盖肌未死也，恐药力紧，添痛苦。宜于此方加肉桂、当归，以唤起死血，自然黑晕退，见功效。血回即除加药，只以正方取效。

如用正方痛不住，可取酒化乳香、没药，于火上使溶，然后将此酒调药热涂，痛止。

流注筋不伸者，可于此方加乳香敷之。其性能伸筋故也。

如疮口有赤肉突出者，其证有三：一是着水，二着风，三是刀破后刀口翻突。宜以此方加少南星以去风，用姜汁酒调。其不消者，必是庸医以手按出脓核大重，又以凉药凉了皮，以致如此。若投以热药则愈糜烂。此又有口诀焉，宜用白矾、枯朴硝二味为末敷之，次用硫黄挨之外，服荣卫加对金饮，外贴冲和。

若病势热盛者，不可便用凉药。热盛则气血壅会必多，大凉则血退不彻，凝于凉，故宜温冷相半用之。血得温则动，挟凉则散。可用此方加对停洪宝丹，用葱汤调涂贴之。

此方乃发背流注之第一药也。学者当通变妙用，表里相应，则病在掌握之中。但发背甚者，死生所系，惟此药功最稳重，终始可恃，决无变坏。若发之轻者，草医亦能取效；然有变证流弊之患，此无他，发于阴则非草医之可治矣。岂如是剂兼阴阳而并治，夺造化之神功哉。至如流注一疾，虽不能死人，而十有九为废疾。废疾流连，死亦随之。纵有医之能愈者，亦必半年周岁之后方见其效。此乃百中之一，然终为残弱之身矣。惟吾此派仙方，药奇效速，万不失一，端有起死回生之效，非言所能尽述。夫流注乃伤寒之余毒也。故有表未尽者，余毒客于经络，气血不匀，则为热流注。所谓医之能愈者热也。热病少见，有表散太过气血衰者，余毒流入腠理，腠理或疏或密为冷流注，所谓医之难愈者冷也。冷病常多，故伤寒表未尽者，非特为热证而已，其余毒亦多为冷证，皆原于肾虚，故作骨疽。冷则气愈滞而血愈积，故但能为肿而不能为脓。若医者投之以凉剂，则所谓冷其所冷，而阴死于阴，惟有坏烂肉腐、毒气着骨而为骨痛，流为废疾。故曰：骨痛者，流注之败证也。又曰：骨痛非流注之罪，乃医者凉剂之过也。流者动也，注者住也。气流而滞，则血注而凝。气为阳，血为阴，阳动则阴随，气运则血行。吾所以能移流注于他处而散之者，取其能动故也。动则可移，阳既移而动矣，阴岂能独住而不随之者乎。是故以独活引之者，以其性能动荡气血也。引之一动，则阴阳调和，不能为脓，而散之于所移之处，势必然矣。

流注在背膊腰腿紧要处，当用此方厚敷患处，却单用一味独活末酒调热涂一路，其尽处以玉龙诱之，此移法也，使血气趋于他所，聚于无紧要处作脓，又或消之。若已成脓则引不下，急将此药拔之出毒气，免作骨疽。如庸医用了凉药，犯了针刀，使成骨痛，非药所愈，又待其碎骨出尽方愈。若怯用针刀取之，则用玉龙，治法在后。若正骨出无治法，副骨出可安。

一方用白芷、紫荆皮酒调，以内消初生痈肿，名一胜膏。又方只用赤芍药、木腊、紫荆皮作箍药，名三胜膏。

一方治大人小儿偶含刀在口，割断舌头，已垂落而未断，用鸡白软皮袋了舌头，用破血丹蜜调涂舌根断血，却以蜜调和蜡，稀稠得所，调此正方敷在鸡子皮上，取性软薄，能透药性故也。如在口溶散，勤勤添敷，三日舌接住，方可去鸡子白皮。只用蜜蜡调药，勤勤敷上，七日全安。学者观此，则知通变活法，妙用不在师傅之功。如无速效，以金疮药参错治之，尤妙，尤妙。

治痈肿未成脓，不可使用洪宝丹敷贴头上，恐为冷药一冰，血凝不消，不能成脓，反能烂肉。只用此方敷贴。如不消，欲其成脓，却以玉龙贴痈头以燥之。次用此正方在玉龙之下，四围用洪宝丹箍住，以截新潮之血。又若病未甚冰于凉药者，玉龙之下不必用

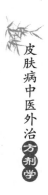

此方，只以洪宝丹围之。

如救坏病，未见可用玉龙，只用此方自然稳当，免病人苦。

发背初生未成，单用紫荆皮末酒调箍住，自然撮细不开，服药只用柞木饮子，乃救贫良剂也。

此方加南星、草乌二味三分之二，热酒调敷，诸痈可以溃脓不痛。若单玉龙，要洪宝丹箍住，实此法妙。

猘犬咬人，单用紫交沙糖调涂留口，金丹退肿，嚼杏仁置口中去毒。

一法加南星、草乌二味，与此方各一半，热酒调敷，可治久损，至妙，至妙。

小儿软节，用此方加军姜酒调敷。若初发，只用此方酒调敷，成脓而止。若初发之时，用紫荆皮、木腊酒调敷，可以必消，切不用洪宝丹。

嫖疽，心火热毒也。见于五心，痛不可忍，其状如泡疮而血赤，外形虽小，内有热毒在心，腌者难治，在手足心者可疗。然治之须早，稍迟或在心，腌则腐肉粉碎，神仙莫医。凡有此疾，在手心则用洪宝丹，于手心环围敷之，以截其血。却用冲和于手心，留口收功。在脚心则用洪宝敷，在脚胫交骨四围一二寸长，以冲和收功如前。

第四章　治风剂

外用治风剂是一类治疗风邪所致皮肤病证的外用方剂。

【古籍精选】

1. 病证特点

由风邪所致皮肤病证的特点，明代《证治准绳·疡医》记载："风邪客于肌中则肌虚，真气发散，又被寒搏皮肤，外发腠理，开毫毛，淫气妄行之则为痒也。所以有风疹瘙痒，皆由于此。又有赤疹者，忽然起如蚊虫咬，烦痒极者，重抓疹起，搔之逐手起。又有白疹者发冷；亦有赤疹，盖赤疹者发热。夫风瘾疹者，由邪气客于皮肤，复遇风寒相搏，则为瘾疹。若赤疹者，由冷湿搏于肌中，风热结成赤疹也。遇热则极，若冷则瘥也。白疹者，由风气搏于肌中，风冷结为白疹也，遇冷则极，或风中亦极，得晴明则瘥，着厚暖衣亦瘥也。其脉浮而洪，浮则为风，洪则为气，风气相搏，则成瘾疹，致身体为痒也。"

2. 治疗要点

清代《外科证治全书》认为："大抵营卫不足，湿热邪风、肥甘浊气淫于肌肤，留滞不散，则疮疥所由生。或痒，或痛，或脓，或水，名类颇多，治法不一。热则凉之，湿则利之，虫则杀之，风则散之，燥则润之滋之，更宜戒沐浴，以避湿气，忌厚味以清营卫，而疮瘥矣。"明代《证治准绳·疡医》记载："或因风寒热及秽气触等证，四时寒热不同，又宜从权设法，热者宜三黄散，热甚宜

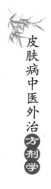

三消散，风者加羌活、防风，风气滞者加木香，寒郁加桂，秽气触者宜加香药熏之。"清代《疡医大全》指出："痈疽初发，洗之则宜拔邪气，可使消退；已成洗之则疏导腠理，调和血脉，深引热毒从内达外，易深为浅，缩大为小；红肿蔓延，洗之则收敛；紫黯黑，洗之则红活。逐恶风，祛风邪，除旧生新。"

【方剂综述】

1. 适用病证

外用治风剂主要适用于治疗风邪所致皮肤病证。

（1）风邪相关性皮肤病的主要表现：以油风（斑秃）、白屑风（脂溢性皮炎）、白驳风（白癜风）为例。

①油风（斑秃）：《医宗金鉴·外科心法要诀》记载：油风"毛发干焦，成片脱落，皮红光亮，痒如虫行，俗名鬼剃头。由毛孔开张，邪风乘虚袭入，以致风盛燥血，不能荣养毛发。"

②白屑风（脂溢性皮炎）：《外科正宗》记载："白屑风多生于头、面、耳、项、发中，初起微痒，久则渐生白屑，叠叠飞起，脱之又生，此皆起于热体当风，风热所化。"

③白驳风（白癜风）：《医宗金鉴·外科心法要诀》记载：白驳风"自面及颈项，肉色忽然变白，状类癜点，并不痒痛，由风邪相搏于皮肤，致令气血失和。施治宜早，若因循日久，甚者延及遍身。"

（2）皮肤病风证的主要表现：好发于身体上部、暴露部位或泛发全身，来急去快，游走不定，变化较多。皮疹多干燥，为风团、丘疹、脱屑、抓痕、皲裂或苔藓样变，自觉剧烈瘙痒。风证有外风与内风之别，外风常与他邪相合致病，如风热、风寒或风湿等；内风则为血虚生风、肝风内动或热极生风等所致。

2. 方剂分析

本章共选用了外用治风剂 9 首，其中经典方 1 首（海艾汤），应用方 2 首（漏芦汤、三圣地肤汤），备用方 5 首（熨风散、磨风膏、大风疮洗方、地骨皮汤、决效散），古籍原方 1 首（追风逐湿膏）。

9 首外用方剂中包括 4 种剂型，其中水剂 5 首（海艾汤、漏芦汤、三圣地肤汤、大风疮洗方、地骨皮汤），散剂 2 首（熨风散、决效散），软膏 1 首（磨风膏），硬膏 1 首（追风逐湿膏）。

（1）治风剂的水剂用法：中医皮肤科外用水剂的方法很丰富，包括涂药法、淋洗法、荡洗法、擦洗法、浸洗法、浸泡法、熏洗法、湿敷法、淋浴法、浸浴法、擦浴法、蒸发罨包法、含漱法、摩擦法等 10 余种。本章 5 首外用治风剂的水剂中共有 4 种用法。

①熏洗法：海艾汤用此法。《外科正宗》记载用海艾汤治疗油风（斑秃）："先将热气熏面，候汤温蘸洗之。"本法通过热气熏于皮肤，加强了海艾汤通利血脉的作用。

②淋洗法：漏芦汤用此法。《外科大成》记载用漏芦汤治疗脚气（足癣）："每用五两，水一斗，煮六升，去渣淋洗。"由于淋洗法的药液淋洗后随即流走，或下面另放置一容器盛接淋洗后的药液，然后倒掉。因此，用淋洗法治疗有明显感染的皮损（例如脚气等）可以避免再次感染。

③浸洗法：大风疮洗方用此法。浸洗法是将患处全部浸入药液中，然后用软毛巾或棉垫浸透药液，反复轻轻蘸揉皮损。

④涂药法：三圣地肤汤和地骨皮汤用此法。药液类涂药法是用棉签、棉球或小毛刷蘸取适量药液搽于患处。《洞天奥旨》特别记载外涂三圣地肤汤是"以鹅翎扫之"，这是很巧妙的方法。

（2）治风剂的药物选择：根据外治药物的类比选药法，一方面与具有治风作用的内治之药类比，以充分将这些药物用于外治。例如本章 9 首外用治风剂中，依据辨证，分别选用了防风、荆芥（穗）、菊花、薄荷、五加皮、白蒺藜等；另一方面充分利用中药的

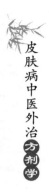

各种性能用于外用治风剂中，有时还是作为君药，这也形成了皮肤病中医外治方剂的特色，举例如下：

①海艾：海艾汤用此药。海艾即艾叶，味辛、苦，气温。《本草纲目》记载："汤阴者谓之北艾，四明者谓之海艾。"并且指出艾叶"利阴气，生肌肉，辟风寒"，故为本方之君药。

②漏芦：漏芦汤用此药。漏芦味苦、咸，气寒。《本草蒙筌》记载："治身体风热恶疮，去皮肤瘙痒瘾疹。主乳痈发背，理痔瘘肠风。补血排脓，生肌长肉。"故为本方君药。

③地肤子：三圣地肤汤用此药。地肤子味苦，气寒。《本草蒙筌》记载："浴身却皮肤瘙痒热疹。"故为本方君药。

④地骨皮：地骨皮汤用此药。地骨皮味苦，气寒。《本草纲目》记载："治在表无定之风邪。"故为本方君药。

第一节　经典方

海艾汤（《外科正宗》）

【组成】海艾　菊花　薄荷　防风　藁本　藿香　甘松　蔓荆子　荆芥穗各二钱（各6g）

【制法】用水五六碗，同药煎数滚。

【用法】连渣共入敞口钵内，先将热气熏面，候汤温蘸洗之，留药照前再洗。每日2次。

【功效】治风散湿，通利血脉。

【主治】油风（斑秃）、白疕疮（银屑病）等。

古籍中外用海艾汤主治疾病举例：

（1）油风：《外科正宗》记载："油风，乃血虚不能随气荣养肌肤，故毛发根空，脱落成片，皮肤光亮，痒如虫行，此皆风热乘虚攻注而然。治当神应养真丹服之，外以海艾汤熏洗并效。"（注：

与"油风"类似的主要有斑秃等)

（2）白疕疮：《外科备要》记载："白疕疮，俗名蛇虱，生遍身皮肤，形如疹疥，色白而痒，搔起白皮。由风邪客于皮肤，血燥不能荣养而成。初服防风通圣散，两解之，汗下后常服搜风顺气丸。外用猪脂、苦杏仁等分，共捣成膏，绢包擦之；重者洗以海艾汤，常搽一扫光，俱效。"（注：与"白疕疮"类似的主要有银屑病等)

【方解】方中海艾气温，味辛、苦。《本草纲目》记载："艾叶本草不著土产，但云生田野。宋时以汤阴复道者为佳，四明者图形。近代惟汤阴者谓之北艾，四明者谓之海艾。自成化以来，则以蕲州者为胜，用充方物，天下重之，谓之蕲艾。"艾叶"利阴气，生肌肉，辟风寒"（《本草纲目》），为本方之君药。

菊花苦而甘、寒，"治身上诸风……治四肢游风，利血脉"（《汤液本草》）。荆芥味辛、苦，气温。《本草蒙筌》云："发表汗解利诸邪，通血脉传送五脏。下瘀血除湿痹，破结聚散疮痍。捣和醋，敷风肿疔疮"。防风味甘、辛、气温，治风通用，散湿亦宜。以上菊花、荆芥、防风共为本方之臣药。

薄荷辛、凉，《本草蒙筌》曰："清六阳会首，驱诸热生风。"藿香辛、微温，"主治风水毒肿，去恶气"（《本草纲目》）。甘松气平、味甘，主治恶气、风疳。蔓荆子气清味辛，《本草纲目》认为："体轻而浮，上行而散。故所主者，皆头面风虚之证。"以上薄荷、藿香、甘松、蔓荆子共为本方之佐药。

藁本苦微温，气厚味薄，阳也，升也，"太阳经风药，治寒邪结郁于本经"（《汤液本草》），故为本方使药。

诸药合用，共奏治风散湿、通利血脉之功。

【方歌】海艾汤中甘菊花，防风薄荷藿香加，甘松藁本蔓荆子，荆芥同煎效可夸。（《外科正宗》）

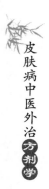

第二节　应用方

漏芦汤（《外科大成》）

【组成】漏芦　白蔹　槐白皮　五加皮　甘草各一两五钱（各45g）　白蒺藜四两（120g）

【制法】上药共研为粗末。每用五两药末，加水一斗，煮取六升，过滤去渣，备用。

【用法】淋洗患处，每日数次。

【功效】祛风清热，除湿消肿。

【主治】风毒肿痛、湿疮（湿疹）、脚气（足癣）等。

《医宗金鉴·外科心法要诀》以漏芦汤外洗主治脚气疮："生于足膝，由湿热内搏，滞于肤腠，外为风乘，不得宣通，故令脚膝生疮，痒痛作肿，破津黄水，形类黄水疮。惟身体壮热，心神烦躁，经久难瘥。宜服犀角散，外以漏芦汤洗之，兼敷龙骨散，甚效。"（注：与"脚气疮"类似的主要有足癣、癣菌疹等）

【方解】方中漏芦味苦、咸，气寒。《本草蒙筌》记载："治身体风热恶疮，去皮肤瘙痒瘾疹。主乳痈发背，理痔瘘肠风。补血排脓，生肌长肉。"故为本方君药。

白蒺藜甘、温，治风明目最良，治遍身白癜、瘙痒难当，为本方臣药。白蔹苦、平，《本草纲目》记载："主治痈肿疽疮，散结气，止痛除热。"亦为本方臣药。

槐白皮苦、平，"浸洗五痔，一切恶疮"（《本草纲目》）。五加皮苦、辛、温，"逐多年瘀血在皮筋中，驱常痛风痹缠脚膝里。坚筋骨健步，强志意益精。去女人阴痒难当"（《本草蒙筌》）。二药共为本方佐药。

甘草甘、平，使诸药调和相协，为本方使药。

诸药合用，共奏祛风清热、除湿消肿之功。

三圣地肤汤（《洞天奥旨》）

【组成】 地肤子一两（30g）　　防风二钱（6g）　　黄芩三钱（10g）
猪胆二个

【制法】 用适量水，加入前三味药，煎汤一大碗。用猪胆两个，
取胆汁与前煎汤混匀，再煎。

【用法】 以鹅翎蘸药扫涂于患处，或用棉签蘸药涂擦于患处，
每日数次。

【功效】 疏风清热，除湿止痒。

【主治】 风热疮（玫瑰糠疹）等。

《洞天奥旨》以三圣地肤汤外擦主治风热疮："多生于四肢、胸
胁。初起如疙瘩，痒而难忍，爬之少快，多爬久搔未有不成疮者。
甚则鲜血淋漓，似疥非疥。乃肺经内热而外感风寒，寒热相激而皮
毛受之，故成此症也。世人以防风通圣散治之，亦有愈者，然铎更
有治其外而自愈，纪之以便不愿服药之男妇也。"（注：与"风热
疮"类似的主要有玫瑰糠疹等）

【方解】 方中地肤子味苦，气寒。《本草蒙筌》记载："浴身却
皮肤瘙痒热疹，洗眼除热暗雀盲涩疼。"为本方之君药。

防风气味甘温，"风邪行于周身，甚至骨节疼痛，而防风亦能
治之"（《本草崇原》），为本方之臣药。

黄芩苦寒，可消痰利气，更除湿热，为本方之佐药。

猪胆苦寒，《本草纲目》记载："方家用猪胆，取其寒能胜热，
滑能润燥。"可能使药物在皮肤保留时间更长，从而起到使药
作用。

以上四味药合用，有疏风清热、除湿止痒的作用。

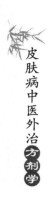

第三节　备用方

熨风散（《外科精义》）

【组成】羌活　防风　白芷　当归　芍药　细辛　芫花　吴茱萸　官桂（以上各等分）

【制法】上药共为粗末，分作二剂。取赤皮葱连须细切半斤，分成二份，每份与一剂药末共同用陈醋拌匀，炒令极热，以帛裹之。

【用法】用帛裹的热药袋在皮损上熨，稍冷即换药，每日2次，痛止而已。

【功效】驱除风寒，活血止痛。

【主治】风肿疼痛。

磨风膏（《外科精义》）

【组成】白附子　白芍药　白茯苓　零陵香　白及　白蔹　白芷　白檀　藿香　升麻　细辛　黄芪　甘草　杏仁去皮尖，以上各五钱（各15g）　脑子一分（0.3g）　栝楼根一两（30g）　大瓜蒌二两（60g），去皮　黄蜡六两（180g）　芝麻油一斤（500g）

【制法】以上前十四药切碎，在芝麻油内浸泡百日；然后用慢火煎至白芷微黄色离火，再加入栝楼根与大瓜蒌二味，煮百沸，重绵滤去渣；再慢火上炼药油，下削净黄蜡，溶开为度。倾在瓷器内收贮，上糁脑子密封。

【用法】涂于患处，每日2次。

【功效】磨风止痛，灭瘢痕。

【主治】头面五发、疮肿、疥癣等疾及汤火破伤。

大风疮洗方 (《外科启玄》)

【组成】 苦参 玄参 紫参 荆芥 沙参 陈皮 厚朴 黄荆子 麻黄各一两 (各30g) 防风 白芷 蔓荆 威灵仙各二两 (各60g) 桃柳槐枝各四两 (各120g)

【制法】 上药混匀，加水一斗，同煎至八升，过滤去渣，备用。

【用法】 浸洗患处，每日2次。

【功效】 消风解毒，活血散瘀。

【主治】 疠风 (麻风) 等。

地骨皮汤 (《证治准绳·疡医》)

【组成】 地骨皮半斤 (250g) 当归四两 (120g) 盐二两 (60g) 白矾末一两 (30g)

【制法】 上药共为细末。每次用药五两，水九升，煎取二升，去渣，再煎至一升，收瓷器中。

【用法】 用棉球蘸取药液涂拭患处，每日数次。

【功效】 祛风清热，消肿止痒。

【主治】 风瘾疹 (荨麻疹) 等。

决效散 (《外科精义》)

【组成】 管仲三两 (90g) 白芷一两 (30g)

【制法】 上药共研为细末。

【用法】 用植物油调药末如糊状，涂于患处，每日2次。

【功效】 散风解毒，消肿止痒。

【主治】 风痒头疮。

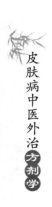
第四节　古籍原方

追风逐湿膏（《外科正宗》）

逐湿膏中川草乌，麻藤星桂半葈图，

羌辛芷术归豨葜，大黄独活共相扶。

治风寒暑湿相伤，以致骨节疼痛，筋挛不能步履，或麻木湿痹等症，并效。

豨葜草　麻黄　川乌　草乌　风藤　半夏　南星　羌活　蓖麻子打碎　桂枝各三两　独活　细辛　当归　白芷　苍术　大黄各二两

以上药各切咀片，用葱汁、姜汁各二碗拌药，先浸一宿。次日用香油八斤，同药入锅内，慢火煎至葱、姜二汁将干，不报时，油方与药相煎，渣枯为度；细绢滤清，每油一斤下飞过炒丹十两为准配用。再将前油入锅内煎滚，以油滴水成珠不散，方下黄丹，徐徐搅入，其膏已成；再下碾净松香净末一斤四两，再同熬化，取下锅来，以盆顿稳，再下乳香、木香、胡椒、轻粉各末二两，白芥子细末四两，渐入搅匀，倾入钵内盛贮，渐用热汤顿化，绫缎摊贴。七日后，诸病可痊，百发百中。

第五章　祛湿剂

外用祛湿剂是一类能够祛除湿邪，使患处水疱干涸、渗出减少、糜烂面干燥的外用方剂。属于"八法"中之"消法"的范畴。

【古籍精选】

1. 病证特点

由湿邪所致皮肤病证的特点，清代《洞天奥旨》记载："湿毒之疮，多生于两足，非在足胫，即在足踝，非在足背，即在足跟，其故何也？盖湿从下受，而两足亲于地，故先受之也。夫水湿之气寒冷者多，而一入人身之内，则人气熏蒸，必变为热，湿热相合，内必生虫，故初起之时微痒者，正虫之作祟，非止气血之不和也。"清代《洞天奥旨》还认为："手足，乃四末也，属脾而最恶湿。以脾为湿土，以湿投湿，安得不助湿乎？湿以加湿，此湿疮之所以生也。"明代《外科心法》论述："不知其节，以饮食肥醲之类，杂以厚味，日入太过。其气味俱厚之物，乃阳中之阳，不能走空窍，先行阳道，反行阴道，逆于肉理，则湿气大胜，则子能令母实，火乃大旺。热湿既盛，必来克肾。若杂以不顺，又损其真水。肾既受邪，积久水乏，水乏则从湿热之化而上行，其疮多出背出脑，此为大丁之最重者也；若毒气行于肺，或脾胃之部分，毒之次也；若出于他经，又其次也。湿热之毒，所止处无不溃烂。故经言膏粱之变，足生大丁，受如持虚。如持虚器以受物，物无不受。"

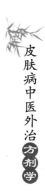

2. 治疗要点

清代《洞天奥旨》认为：湿毒疮"治之法，必须祛湿为主，而少加杀虫之味，则愈病甚速，转不必解其热也，盖湿解而热自散。况生疮既久，流脓流水，气血必虚，安在热存乎。此除湿之所以神也。"清代《疡科心得集》曰："出汗偏沮，使人偏枯，汗出见湿，乃生痤痱。又曰：开合不得，寒气从之，乃生大偻。又曰：地之湿气，感则害人皮肉筋脉。由此数者而穷之，则知脏腑受病之根源，皮肉结疡之枝叶也。向使内无郁热蕴蓄于中，外无湿热侵袭于内，则肌肉流畅，气血和平，痈何从生，疽何从作乎？"

【方剂综述】

1. 适用病证

外用祛湿剂主要适用于治疗湿邪所致皮肤病证。

（1）湿邪相关性皮肤病的主要表现：以湿毒流注（硬红斑、结节性红斑等）、湿阴疮（外阴部湿疹等）、田螺疱（足癣等）为例。

①湿毒流注（硬红斑、结节性红斑等）：《医宗金鉴·外科心法要诀》记载：湿毒流注"生于腿胫，流行不定，或发一二处，疮顶形似牛眼，根脚漫肿，轻则色紫，重则色黑，溃破脓水浸渍，好肉破烂，日久不敛。由暴风疾雨，寒湿暑火，侵在腠理，而肌肉为病也。"

②湿阴疮（外阴部湿疹等）：《疡医大全》记载："湿阴疮由肾经虚弱，风湿相搏，邪气乘之，瘙痒成疮，浸淫汗出，状如疥癣者是也。"

③田螺疱（足癣等）：《医宗金鉴·外科心法要诀》记载："多生足掌，而手掌罕见。由脾经湿热下注，外寒闭塞，或因热体涉水，湿冷之气蒸郁而成。初生形如豆粒，黄疱闷胀，硬疼不能着地，连生数疱，皮厚难于自破，传度三五成片湿烂；甚则足跗俱肿，寒热往来。"

（2）皮肤病湿证的主要表现：好发于身体下部与阴部，亦可泛发全身；病程缠绵，反复不愈；皮疹为水疱、水肿、糜烂、渗出或肿胀、肥厚；自觉瘙痒。湿邪有内外之分，内湿多由脾失健运所引起，湿阻皮肤可见抓流津水或起水疱，或皮肤肥厚瘙痒等症。外湿如季节因素之长夏多湿，汗液浸渍；工作因素之水中作业，涉水淋雨；生活环境之居处潮湿等。

2. 方剂分析

本章共选用了外用祛湿剂 9 首，其中经典方 1 首（三妙散），应用方 2 首（蛇床子散、碧玉散），备用方 5 首（七宝散、石珍散、四黄散、青蛤散、粉黄膏），古籍原方 1 首（加味太乙膏）。

9 首外用方剂中包括 3 种剂型，其中散剂 7 首（三妙散、蛇床子散、碧玉散、石珍散、四黄散、青蛤散、粉黄膏），水剂 1 首（七宝散），硬膏 1 首（加味太乙膏）。

（1）祛湿剂的散剂用法：中医皮肤科外用散剂的方法较多，包括撒药法、调药法、掺药法、戳药法、摩擦法、夹药法、吹药法、白降丹划涂法、敷脐法等。本章 7 首外用祛湿剂的散剂共有 3 种用法，有的一种散剂可能应用 2 种或更多外用法。

①撒药法：三妙散用此法。《医宗金鉴·外科心法要诀》记载外撒三妙散治疗"脐中出水"，可以在患处起到渗湿杀虫、收干止痒作用。

②掺药法：石珍散用此法。《外科正宗》记载用石珍散治疗"天泡日久作烂，疼痛不已，脓水淋漓者"，方法是"甘草汤洗净，以此药掺之，其疼即止。"

③调药法：三妙散、蛇床子散、碧玉散、四黄散、青蛤散、粉黄膏均用此法。调药法是将散剂用多种基质调制成其他多种剂型的方法，例如用凉开水、茶清、新鲜植物汁、酒、醋、蜜水、糖水等将散剂调制成药糊，用动物脂肪、香蜡膏、凡士林等将散剂调制成

软膏，用乳剂基质将散剂调制成乳剂等。此法极大地扩展了散剂的临床应用范围，是外用中药散剂的使用特色与优势之一。例如《疡科心得集》记载用香油调四黄散如糊状涂搽患处，有清热燥湿、收敛止痒之功，治疗湿疮（湿疹等）、坐板疮（臀部毛囊炎、疖与疖病等）、烫火疮等。

（2）祛湿剂的药物选择：根据外治药物的类比选药法，一方面与具有祛湿作用的内治之药类比，以充分将这些药物用于外治。例如本章9首外用祛湿剂中，依据辨证，分别选用了黄柏、黄芩、黄连、槟榔、厚朴、松香、木通等。另一方面，充分利用中药的各种性能用于外用祛湿剂中，例如某些矿物性药物的细粉具有收敛作用，分别选用了石膏、白矾、寒水石等。其中特别突出的是以下两味药：

①黄柏：本章9首外用祛湿剂中，7首的组成中有黄柏，包括三妙散、蛇床子散、碧玉散、石珍散、四黄散、青蛤散、粉黄膏。黄柏味苦性寒，可清热燥湿、解毒疗疮，《本经逢原》记载："黄柏苦燥，为治三阴湿热之专药。"《汤液本草》记载："疗惊气在皮间，肌肤热赤起。"

②石膏：本章9首外用祛湿剂中，5首的组成中有石膏，包括蛇床子散、石珍散、四黄散、青蛤散、粉黄膏。石膏辛、甘，寒。生石膏可清热消肿、泻火解毒，煅石膏可清热敛疮。《汤液本草》记载：石膏"除时气头痛，身热，三焦大热，皮肤热"，《本草纲目》记载："石膏煅过，最能收疮晕，不至烂肌。"

第一节　经典方

三妙散（《医宗金鉴·外科心法要诀》）

【组成】槟榔　苍术生　黄柏生，各等分

【制法】上药共研为细末。

【用法】干撒药粉于患处（例如肚脐部位出水浸淫成片），每日数次；或用油（例如苏合油）调药粉如糊状，搽敷于患处，每日1～2次。

【功效】渗湿杀虫，收干止痒。

【主治】脐中出水（脐部湿疹等）、湿毒流注（硬红斑、结节性红斑等）、四弯风（特应性皮炎等）、湿癣（股癣、湿疹等）。

古籍中外用三妙散主治疾病举例：

（1）四弯风：《医宗金鉴·外科心法要诀》记载："生在两腿弯、脚弯，每月一发，形如风癣，属风邪袭入腠理而成。其痒无度，搔破津水，形如湿癣，法宜大麦一升熬汤，先熏后洗；次搽三妙散，渗湿杀虫，其痒即止，缓缓取效。"（注：与"四弯风"类似的主要有特应性皮炎等）

（2）脐中出水：《外科证治全书》记载："脐中不痛不肿甚痒，时流黄水，或浸淫成片。此肠胃积湿，宜服芩连平胃散，外撒三妙散即愈。忌酒、面、生冷、果菜，庶不复发。"（注：与"脐中出水"类似的主要有脐部湿疹等）

（3）湿毒流注：《医宗金鉴·外科心法要诀》记载："生于腿胫，流行不定，或发一二处，疮顶形似牛眼，根脚漫肿，轻则色紫，重则色黑，溃破脓水浸渍，好肉破烂，日久不敛。由暴风疾雨，寒湿暑火，侵在腠理，而肌肉为病也。初觉急服防风通圣散，加木瓜、牛膝、防己、苍术消之；若腿胫至晚发热者，宜服当归拈痛汤，加牛膝。外治初搽三妙散，肿痛全消，换搽轻粉散敛之即效。若绕胫而发，即名瓜藤缠，结核数枚，日久肿痛，腐烂不已，亦属湿热下注而成，治法同前。"（注：与"湿毒流注"类似的主要有硬红斑、结节性红斑等）

【方解】方中黄柏味苦性寒，清热燥湿，解毒疗疮。《本草纲目》记载："疗惊气在皮间，肌肤热赤起，目热赤痛，口疮……热疮

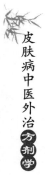

疱起，虫疮血痢，止消渴，杀蛀虫。男子阴痿，及敷茎上疮。"为本方之君药。苍术甘温辛烈，《本草备要》认为："苍术能径入诸经，疏泄阳明之湿，通行敛涩。"为本方之臣药。黄柏合苍术名二妙散，是清热利湿之著名方剂。槟榔苦、辛，温，涩，"消谷逐水，除痰澼，杀三虫……敷疮，生肌肉止痛；烧灰，敷口吻白疮"（《本草纲目》），为本方之佐药。三味药协同，共奏渗湿杀虫、收干止痒之功。

【方歌】三妙散用槟榔苍，黄柏同研渗湿疮，苏合油调治湿癣，收干止痒效称强。（《医宗金鉴·外科心法要诀》）

第二节　应用方

蛇床子散（《外科传薪集》）

【组成】蛇床子二斤（1000g）　川黄柏二斤（1000g）　生石膏四斤（2000g）

【制法】上药共研为极细末。

【用法】用油调药粉如糊状，涂敷于患处，每日2次。

【功效】除湿杀虫，清热祛风。

【主治】湿毒疮（淤积性皮炎、传染性湿疹样皮炎等）、脓滚疥疮等（脓疥等）。

【方解】方中蛇床子苦、平，可祛风除湿、解毒杀虫。《神农本草经百种录》认为："主妇人阴中肿痛，男子阴痿、湿痒，皆下体湿毒之病。"故为本方之君药。黄柏苦寒，除湿清热，为本方之臣药。生石膏辛、甘、大寒，"治时气头痛身热，三焦大热，皮肤热"（《本经逢原》），为本方之佐药。诸药相合，发挥除湿杀虫、清热祛风的作用。

碧玉散（《医宗金鉴·外科心法要诀》）

【组成】黄柏末　红枣肉烧炭存性，各五钱（各15g）

【制法】 上药共研为极细末。

【用法】 用香油调药末如糊状，涂搽患处，每日2次。

【功效】 清热渗湿，消痛止痒。

【主治】 燕窝疮（寻常性须疮）、黄水疮（脓疱疮）等。

古籍中外用碧玉散主治疾病举例：

（1）燕窝疮：《外科证治全书》记载："生于下颏，初如粟如豆，色红热微痒痛，破津黄水，颇类黄水疮，但疙瘩如攒耳。系脾胃湿热，宜服芩栀平胃汤，外搽碧玉散。"（注：与"燕窝疮"类似的主要有寻常性须疮等）

（2）黄水疮：《医宗金鉴·外科心法要诀》记载："初如粟米，而痒兼痛，破流黄水，浸淫成片，随处可生。由脾胃湿热，外受风邪，相搏而成。宜服升麻消毒饮，热甚外用青蛤散敷之，湿盛碧玉散敷之即效，痂厚用香油润之，忌见水洗。"（注：与"黄水疮"类似的主要有脓疱疮等）

【方解】 方中黄柏气寒，味苦，可清热燥湿，"疗惊气在皮间，肌肤热赤起，目热赤痛，口疮"（《汤液本草》），为本方之君药。红枣肉味甘，气平温，《本草蒙筌》云："和百药不让甘草。养脾胃益气，润心肺生津。助诸经，补五脏。"烧炭存性可增加其收涩除湿作用。因此，红枣肉为本方之臣药。二味药协同，共奏清热渗湿、消痛止痒之功。

第三节　备用方

七宝散（《证治准绳·疡医》）

【组成】 黄芪　当归　防风　荆芥穗　地骨皮　木通各二两（各60g）　白矾一两（30g）

【制法】 上药共为粗末，每用药一两，水三大碗煎五六沸，滤

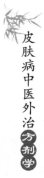

去滓，取药液备用。

【用法】药液稍热淋渫患处，避风少时，每日2次。

【功效】散风除湿，收干止痒。

【主治】热汗浸渍成疮，痒痛不止。热疮痱子、浸淫疮（湿疹、传染性湿疹样皮炎等）。

《证治准绳·疡医》中外用七宝散主治疾病举例：

（1）热疮痱子："凡热疮起便生白脓，即今俗名脓窠疮是也。其初起即浅，但出黄汁，名肥疮，又名黄烂疮。初作亦如肥疮，喜著手足，常相对生，随月生死，痛痒坼裂，春夏秋冬随瘥，剧者名痫疮。"

（2）浸淫疮："浸淫疮者，浅搔之，蔓延长不止，搔（瘙）痒者，初如疥。搔之转生，汁相连著是也。仲景云：从口流向四肢者，可治；四肢流来入口者，不可治。运气浸淫皆属火。经云：岁火太过，甚则身热肤浸淫是也。"（注：与"浸淫疮"类似的主要有湿疹、传染性湿疹样皮炎等）

石珍散（《外科正宗》）

【组成】石膏煅　轻粉各一两（各30g）　　青黛、黄柏末各三钱（各10g）

【制法】上药共研为细末。

【用法】用甘草汤洗净，以此药掺之，其疼即止，每日2次。

【功效】清热除湿，拔干止痒。

【主治】治天泡日久作烂，疼痛不已，脓水淋漓者宜用。天疱疮（天疱疮等）、火赤疮（疱疹样皮炎、类天疱疮等）、砂疥（摩擦性苔藓样疹、疥疮等）。

古籍中外用石珍散主治疾病举例：

（1）天疱疮：《外科大成》记载："天疱疮者，初起白色燎浆水泡，小如芡实，大如棋子，延及遍身，疼痛难忍。由肺受暑热，秽气伏结而成，故又名肺疽。宜香薷饮。再上体多风热，解毒泻心汤；下体多湿热，清脾甘露饮。外以石珍散。"（注：与"天疱疮"类似的主要有天疱疮、类天疱疮等）

（2）火赤疮：《医宗金鉴·外科心法要诀》记载："由心火妄动，或感酷暑时临，火邪入肺，伏结而成。初起小如芡实，大如棋子，燎浆水疱，色赤者为火赤疮；若顶白根赤，名天疱疮。俱延及遍身，焮热疼痛，未破不坚，疱破毒水津烂不臭。上体多生者，属风热盛，宜服解毒泻心汤；下体多生者，属湿热盛，宜服清脾除湿饮。未破者，俱宜蝌蚪拔毒散敷之；已破者，俱宜石珍散撒之，清其湿热，破烂自干，甚效。"（注：与"火赤疮"类似的主要有疱疹样皮炎、类天疱疮等）

（3）砂疥：《外科备要》记载："由心血凝滞而成，形如细砂，焮赤痒痛，抓之有水，常服犀角饮子，初搽一扫光，溃后撒石珍散。"（注：与"砂疥"类似的主要有摩擦性苔藓样疹、疥疮等）

四黄散（《疡科心得集》）

【组成】大黄一两（30g）　黄柏一两（30g）　黄芩一两（30g）川连五钱（15g）　尖槟榔一两（30g）　老松香一两（30g）　熟石膏三两（90g）　厚朴一两（30g）　寒水石二两（60g）

【制法】上药共研为细末。

【用法】用香油调药末如糊状，涂搽患处，每日2次。

【功效】清热燥湿，收敛止痒。

【主治】湿疮（湿疹等）、坐板疮（臀部毛囊炎、疖与疖病等）、烫火疮等。

青蛤散（《外科大成》）

【组成】蛤粉煅，一两（30g）　石膏煅，一两（30g）　轻粉五钱

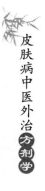

（15g）　黄柏生，五钱（15g）　青黛三钱（10g）

【制法】上药共研为细末。

【用法】先用香油调成块，次加凉水调稀，将疮洗净，薄涂患处，每日2次。

【功效】清热祛湿，解毒止痒。

【主治】黄水湿热等疮。

古籍中外用青蛤散主治疾病举例：

（1）黄水疮：《外科大成》记载："黄水疮，头面耳项忽生黄粟，破流脂水，顷刻沿开，多生痛痒。由外伤风热内伤湿热所致，宜升麻清毒散清之，盐汤洗之，青蛤散搽之。"（注：与"黄水疮"类似的主要有脓疱疮等）

（2）浸淫疮：《医宗金鉴·外科心法要诀》记载："初生如疥，瘙痒无时，蔓延不止，抓津黄水，浸淫成片，由心火、脾湿受风而成。经云：岁火太过，甚则身热，肌肤浸淫。仲景云：从口流向四肢者顺，四肢流入口者逆。初服升麻消毒饮加苍术、川黄连。抓破津血者，宜服消风散；外搽青蛤散即愈。"（注：与"浸淫疮"类似的主要有湿疹、传染性湿疹样皮炎等）

粉黄膏（《洞天奥旨》）

【组成】蛤粉一两　石膏五钱　轻粉五钱　黄柏五钱

【制法】上药共研为细末。

【用法】暑天用无根水、秋冬用麻油调敷药末如糊状，每日2次。

【功效】燥湿解毒，收敛止痒。

【主治】治黄水疮（脓疱疮等）。

第四节　古籍原方

加味太乙膏（《医宗金鉴·外科心法要诀》）

此膏治发背痈疽，及一切恶疮，湿痰流注，风湿遍身，筋骨走注作痛，汤烫火烧，刀伤棒毒，五损内痛，七伤外证，俱贴患处。又男子遗精，女人白带，俱贴脐下，脏毒肠痈，亦可丸服。诸般疮疖，血风癞痒，诸药不止痛痒者，并效。

白芷　当归　赤芍　元参（各二两）　柳枝　槐枝（各一百寸）肉桂（二两）　没药（三钱）　大黄（二两）　木鳖（二两）　轻粉（研不见星，四钱）　生地（二两）　阿魏（三钱）　黄丹（水飞，四十两）　乳香（五钱）　血余（一两）

上将白芷、当归、赤芍、元参、肉桂、大黄、木鳖、生地八味，并槐、柳枝，用真麻油足称五斤，将药浸入油内，春五夏三，秋七冬十。入大锅内，慢火熬至药枯，浮起为度；住火片时，用布袋滤净药渣，将油称准，用细旧绢将油又滤入锅内，要清净为佳，将血余投上，慢火熬至血余浮起，以柳枝挑看，似膏溶化之象方算熬熟。净油一斤，将飞过黄丹六两五钱徐徐投入，火加大些。夏秋亢热，每油一斤加丹五钱，不住手搅，候锅内先发青烟，后至白烟叠叠旋起，气味香馥者，其膏已成，即便住火。将膏滴入水中，试软硬得中，如老加热油，如稀加炒丹，每各少许，渐渐加火，务要冬夏老嫩得所为佳。候烟尽掇下锅来，方下阿魏，切成薄片，散于膏上化尽；次下乳、没、轻粉搅匀，倾入水中，以柳棍搂成一块，再换冷水浸片时，乘温每膏半斤扯拔百转成块，又换冷水浸。随用时每取一块，铜杓内复化，随便摊贴，至妙。

【方歌】太乙膏治诸般毒，一切疮伤俱贴之。白芷当归赤芍药，元参桂没柳槐枝，大黄木鳖轻生地，阿魏黄丹乳血余。

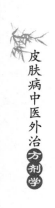

第六章　解毒剂

外用解毒剂是一类能够祛除毒邪的外用方剂。属于"八法"中之"消法"的范畴。

【古籍精选】

1. 病证特点

与毒邪相关的皮肤病证的特点，宋代《外科精要》记载："夫痈疽疮肿之作者，皆五脏六腑蓄毒，不流则皆有矣，非独因荣卫壅塞而发者也。其行也，有处；其主也，有归。假令发于喉舌者，心之毒；发于皮毛者，肺之毒；发于肌肉者，脾之毒；发于骨髓者，肾之毒；发于下者，阴中之毒；发于上者，阳中有毒；发于外者，六腑之毒；发于内者，五脏之毒。故内曰坏，外曰溃，上曰从，下曰逆。发于上者得之速，发于下者得之缓；感于六腑则易治，感于五脏则难瘳也。"

2. 治疗要点

清代《外科大成》论述："疽之发也，所患者惟内攻与外溃耳。盖毒不能外发，势必内攻，急宜护膜以托里。不能中出，势必旁溃，必外兼针灸等法以提其毒。此外科之首务也。"又曰："凡毒先视其顶高起者为气盛，根束者为血盛。又视其色晕，交会分明为元气盛，而邪无散漫也。高肿者属阳，原无深毒，治宜托里以速其脓，忌用内消，反难作溃。漫肿平塌者元气本虚，急宜温补催毒出外，忌用汗下，庶无变症。"

【方剂综述】

1. 适用病证

外用解毒剂主要适用于治疗与毒邪相关的皮肤病证。

（1）毒邪相关性皮肤病的主要表现：以丹毒为例，《医宗金鉴·外科心法要诀》记载："丹毒一名天火，肉中忽有赤色，如丹涂之状，其大如掌，甚者遍身，有痒有痛而无定处。丹名虽多，其理则一也。形如鸡冠，名鸡冠丹；若皮涩起如麻豆粒者，名茱萸丹。亦有水丹，遍身起疱，遇水湿搏之，透露黄色，恍如有水在皮中，此虽小疾，能令人死，须当速治，不可忽也。色赤者，诸书谓之赤游丹；色白者，为水丹，小儿多生之。但有干、湿、痒、痛之殊，有夹湿、夹风、夹寒之别。"

（2）皮肤毒邪的主要辨证：热毒或火毒侵及肌肤，表现为皮肤红肿热痛或发生脓疱、紫癜等，辨证为毒热郁肤或火毒炽盛。湿邪久蕴肌肤可致湿毒，表现为皮疹色暗红、脓水浸渍等；或表现为限局性肥厚角化丘疹或结节等，辨证为湿毒内蕴或湿毒聚结。大风苛毒侵及肌肤，麻风之风邪疬毒内侵，可导致皮肤、筋骨受损；梅毒疫疬之气侵于阴器则生疳疮，外发肌肤则见杨梅斑疹，蚀于五官则致齿脱鼻缺。

2. 方剂分析

本章共选用了外用解毒剂 7 首，其中经典方 1 首（雄黄解毒散），应用方 1 首（捣毒散），备用方 4 首（龙马丹、清凉消毒散、雄硫散、箍毒神丹），古籍原方 1 首（乌龙扫毒膏）。

7 首外用方剂中包括 2 种剂型，其中散剂 5 首（雄黄解毒散、捣毒散、龙马丹、清凉消毒散、乌龙扫毒膏），药糊 2 首（雄硫散、箍毒神丹）。

（1）解毒剂的主要分类

①清解热毒类：以清热解毒药或清热泻火药为主药，治疗毒热

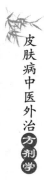

或火毒郁肤病证。本章 7 首外用方剂中雄黄解毒散、捣毒散、清凉消毒散、箍毒神丹、乌龙扫毒膏均属于此类。

②解除湿毒类：以除湿解毒药为主药，治疗湿毒内蕴或湿毒聚结肌肤病证。本章外用方剂中龙马丹属于此类。

③攻解苛毒类：用以毒攻毒药为主药，治疗麻风之风邪疠毒侵肤或梅毒疫疠之气侵肤等。本章外用方剂中雄硫散属于此类。

（2）解毒剂的药物选择：分析本章 5 首具有清解热毒作用的外用解毒剂，对临方调配时选择外用清解热毒药有一定启发。5 首方剂中外用清解热毒药主要有 10 种：寒水石、白矾、大黄、朴硝、天花粉、黄柏、地榆、芙蓉叶、蒲公英、文蛤。仅将其中作为主药的 4 味药简介如下：

①生白矾：酸、涩、寒，外用可解毒杀虫、清热燥湿。《本经逢原》指出："白矾专收湿热……其治白沃阴蚀恶疮，专取涤垢之用。"在经典方雄黄解毒散中为主药，其用量在方中最大。

②大黄：味苦，气大寒，可清热解毒、破瘀消肿。《本草蒙筌》记载："破症坚积聚止疼，败痈疽热毒消肿。"在应用方捣毒散中为君药。

③天花粉：味苦、性寒，可清热解毒、消肿排脓。《本草纲目》记载："消肿毒，乳痈发背，痔瘘疮疖，排脓生肌长肉，消仆损瘀血。"在备用方清凉消毒散和箍毒神丹中均为主药。

④黄柏：苦、寒，可清热燥湿、解毒疗疮。《汤液本草》认为："疗惊气在皮间，肌肤热赤起"。在备用方清凉消毒散中为君药。

第一节　经典方

雄黄解毒散（《医宗金鉴·外科心法要诀》）

【组成】雄黄　寒水石煅，各一两（各 30g）　　　白矾生，四两

（120g）

【制法】 上药共研为细末。

【用法】 用滚水调药末如稀糊状，涂敷于患处，每日数次。

【功效】 清热解毒，燥湿止痒。

【主治】 血风疮（色素性紫癜性皮肤病）等。

《医宗金鉴·外科心法要诀》中外用雄黄解毒散主治血风疮："由肝、脾二经湿热，外受风邪，袭于皮肤，郁于肺经，致遍身生疮。形如粟米，瘙痒无度，抓破时津脂水浸淫成片，令人烦躁、口渴、瘙痒，日轻夜甚。宜服消风散，外敷雄黄解毒散。若日久风邪郁在肌肤，则耗血生火，瘙痒倍增，夜不得寐，挠破津血，心烦，大便燥秘，咽干不渴。此属火燥血短，宜服地黄饮，外擦黄连膏、润肌膏，合而用之悉效。"（注：与"血风疮"类似的主要有色素性紫癜性皮肤病）

【方解】 方中雄黄辛、温，有毒。《本草蒙筌》认为其"杀蛇虺虫毒……除鼠瘘痔疽，积聚疢癖。"《本草纲目》记载："阴肿如斗，痛不可忍：雄黄、矾石各二两，甘草一尺。水五升，煮二升，浸之。"雄黄解毒力强，为本方之君药。白矾酸涩、寒，《本经逢原》曰："白矾专收湿热……其治白沃阴蚀恶疮，专取涤垢之用"。白矾燥湿清热力强，为本方之臣药。寒水石味辛而咸，气寒，"热淫于内，治以咸寒……经验方小儿丹毒，皮肤热赤，用寒水石半两、白土一分，为末，醋调涂"（《本草求真》）。寒水石可以清热，为本方之佐药。以上三味药合用，共奏解毒燥湿、清热止痒之功。

【方歌】 雄黄解毒寒水石，白矾四两共研之，血风疮生粟米痒，滚水调敷渗毒湿。（《医宗金鉴·外科心法要诀》）

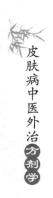

第二节　应用方

捣毒散（《洞天奥旨》）

【组成】大黄三两（90g）　　白及二两（60g）　　朴硝四两（120g）

【制法】上药共研为细末。

【用法】用井水调搽，如干再搽，每日数次。

【功效】清热解毒，散结消肿。

【主治】若疮口焮肿，宜用之；若肿而不痛，乃阴症也，断不宜用。

【方解】方中大黄味苦，气大寒。《本草蒙筌》记载："破症坚积聚止疼，败痈疽热毒消肿。"《本草纲目》记载："痈肿焮热作痛：大黄末，醋调涂之，燥即易，不过数易即退。"大黄清热解毒消肿，为本方之君药。朴硝气寒，味苦辛，《汤液本草》记载："消毒。揉细，生用"。"芒硝消散，破结软坚。大黄推荡，走而不守，故二药相须"（《本草备要》），朴硝清热散结消肿，为本方之臣药。白及苦辛平，微寒。《本经逢原》记载："主败疽伤阴死肌，皆热壅血伤，胃中邪气，亦邪热也。贼风痹缓，皆血分有热，湿热伤阴所致也。"白及为本方之佐药。以上三味药配合，共奏清热解毒、散结消肿之功。

第三节　备用方

龙马丹（《洞天奥旨》）

【组成】马齿苋二钱（6g）　　黄柏五钱（15g）　　陈年石灰二钱（6g）　　轻粉一钱（3g）　　地龙粪三钱（10g）　　伏龙肝二钱（6g）　　黄

丹三钱（10g）　赤石脂三钱（10g）

【制法】上药各研为极细末，混匀备用。

【用法】用蜜调药末如糊状，敷涂于患处，每日1次。

【功效】除湿解毒，收敛止痛。

【主治】湿毒疮（淤积性皮炎、皮肤癣菌疹、传染性湿疹样皮炎）等。

《洞天奥旨》中外用龙马丹主治湿毒疮："湿毒之疮，多生于两足，非在足胫，即在足踝，非在足背，即在足跟，其故何也？盖湿从下受，而两足亲于地，故先受之也……况生疮既久，流脓流水，气血必虚，安在热存乎。此除湿之所以神也……龙马丹，统治湿毒疮。"（注：与"湿毒疮"类似的主要有淤积性皮炎、皮肤癣菌疹、传染性湿疹样皮炎等）

清凉消毒散（《医宗金鉴·外科心法要诀》）

【组成】白及　乳香　雄黄　天花粉　麝香　乌药　山慈菇　黄柏各等分

【制法】上药共研为细末。

【用法】用鸡子清和蜜水调药末如糊状，敷贴于患处，每日2次。

【功效】清凉消毒，化瘀止痛。

【主治】面发毒（面部脓皮病）等。

《医宗金鉴·外科心法要诀》中外用清凉消毒散主治面发毒："生面上颊车骨间。初生一个，渐发数枚，形如赤豆，色红焮痛，坚硬似疔，时津黄水。由风热客于阳明，上攻而成。初宜服荆防败毒散汗之。若胃火盛，则唇焦口渴，便燥者即服凉膈散下之，外以清凉消毒散敷之。"（注：与"面发毒"类似的主要有面部脓皮病等）

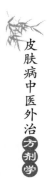

雄硫散（《外科正宗》）

【组成】 雄黄　硫黄　凤凰皮即雏鸡壳，烧黄存性，各五钱（各15g）　穿山甲十片，炒黄　滑石一两（30g）　半油核桃肉一两（30g）　公猪胆汁一个

【制法】 前 5 味药各研为极细末；将半油核桃肉捣烂，同公猪胆汁混匀，然后加入前 5 味药粉，充分调匀成糊状，备用。

【用法】 用青纱包裹适量药糊搓擦患处，每日 3 次。

【功效】 攻解疠毒，破瘀生发。

【主治】 大麻风眉毛、须、发脱落作痒者。

《外科正宗》中外用雄硫散主治大麻风："其患先从麻木不仁，次发红斑，久则破烂，浮肿无脓。又谓：皮死麻木不仁，肉死刀割不痛，血死破烂流水，筋死指节脱落，骨死鼻梁崩塌。"

箍毒神丹（《洞天奥旨》）

【组成】 地榆二钱（6g）　天花粉一钱（3g）　菊花根一把　生甘草一钱（3g）　芙蓉叶十四叶　蒲公英鲜者，一把

【制法】 将上药中之干品（例如地榆、天花粉、生甘草）研为细末，将上药中之鲜药（例如菊花根、芙蓉叶、蒲公英）捣取汁液，用鲜药的汁液调和诸药成药糊。

【用法】 将药糊涂敷在皮损上，每日 2 次。

【功效】 清热箍毒，消肿止痛。

【主治】 手足丫毒疮（皮肤念珠菌病）等。

《洞天奥旨》中外用箍毒神丹主治手足丫毒疮："手足丫毒疮，虽生于手足，名同而丫宜辨也。生于手丫者，属手经；生于足丫者，属足经。然手足亦宜辨也，生于手足之背丫者，是三阳经；生于手足之掌丫者，是三阴经。看其何经而用何经之药，托里调中，

更加引经之味，则计日可以奏效矣。倘内既服药，而外复加敷药以箍其毒，则毒不走散，一出脓而即安。"（注：与"手足丫毒疮"类似的主要有皮肤念珠菌病等）

第四节　古籍原方

乌龙扫毒膏（《外科启玄》）

治一切痈疽发背，肿毒未溃已溃，并皆治之。

文蛤八两炒　多年浮粉一斤，晒至干，入米醋浸一夜，再晒干，听用蚰蜒虫三十条

上三味同捣一处，再晒，再捣成末；再炒至黑色，为细末，收入瓷罐内。凡遇疮疽用醋调敷患处，留头出毒气，绵纸盖之，干再醋扫润之。

一背痈疽发溃时，痛不可忍。用熟猪脑子去皮净一个捣烂，调此成膏。毒上敷之，留头出毒气，纸盖之。

一疮红紫热，毒势甚痛。用蜂蜜调敷更妙。

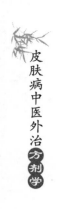

第七章　祛腐化坚剂

　　外用祛腐化坚剂是一类能够蚀除腐肉、软化坚皮的外用方剂。属于"八法"中之"消法"的范畴。

【古籍精选】

1. 病证特点

　　发生腐肉的皮肤病证的特点，清代《医宗金鉴·外科心法要诀》指出："腐者，坏肉也。诸书云：腐不去则新肉不生。盖以腐能浸淫好肉也，当速去之。"清代《洞天奥旨》在"疮疡死肉论"一节中记载："夫疮疡治法，无非护其生肉，不至于同死也。然未死之肉，可以护之不死，未闻已死之肉可以养之重生。岂特不可重生，且当使之速去。盖死肉不存，而后生肉可长也。如痈疽各疡，如杨梅结毒、臁疮便毒、疔肿溃烂等疮，其中多有死肉，存蚀好肉，苦痛难禁，以致新肉不长。徒用生肌之药，彼此两停，不胜臭腐之侵，愈加败烂。毋论断者不可复续，譬毒如狼虎蛇蝎，岂可共处一室，自然畏避之而不敢祛，况敢和合而复聚乎？无怪其久而不生肉也。必须用刀针割去死肉后，以生肌之散敷之，内助之以补气补血之药，不必又用败毒散火之汤，自然死肉去而新肉易生，外毒亡而内易补。"

2. 治疗要点

　　清代《医宗金鉴·外科心法要诀》认为："如遇气实之人，则用刀割之取效；若遇气虚之人，则惟恃药力以化之。盖祛腐之药，乃疡科之要药也。"清代《疡医大全》在"论疮疡祛腐肉法"一节中记载："薛立斋曰：夫疮疡之证，脓成者，当辨其生熟浅深；肉死者，当验其腐溃连脱。丹溪云：痈疽因积毒在脏腑，当先助胃壮气为主，使根本坚固，而行经活血佐之，令其内消。余常治脉证虚弱者，用托里之药，则气血壮而肉不死；脉证实热者，用清热之剂，则毒气退而肉自生。凡疮聚于筋骨之间、肌肉之内，因气血虚弱，用十全大补汤壮其脾胃，则未成自散，已成自溃，又何死肉之有！"

【方剂综述】

1. 适用病证

外用祛腐化坚剂主要适用于治疗形成了腐肉或坚皮的皮肤病证。

（1）腐肉或坚皮相关性皮肤病的主要表现：以脑铄（项部瘢痕疙瘩性毛囊炎）、枯筋箭（寻常疣）为例。

①脑铄（项部瘢痕疙瘩性毛囊炎）：《医宗金鉴·外科心法要诀》记载：脑铄"生于督脉经风府穴，由阴精枯涸、毒火乘之而生。初起形如椒粒，坚硬紫暗，渐肿如横木，甚则上至巅顶，下至大椎，色如灶烟，硬若牛唇。未脓皮先腐烂，时流清水，肌肉冰冷，轻者木痛，重者毒气将陷，全不知疼。"

②枯筋箭（寻常疣）：《医宗金鉴·外科心法要诀》记载：枯筋箭"一名疣子，由肝失血养，以致筋气外发。初起如赤豆，枯则微槁，日久破裂，钻出筋头，蓬松枯槁，如花之蕊，多生于手足胸乳之间。"

（2）皮肤腐肉与坚皮的辨证：腐肉与正常皮肤分界较明显，表示气血尚充足；腐肉与正常皮肤分界不明显，表示气血已亏虚；腐肉周围红肿疼痛，表示毒邪尚盛；腐肉色黑似炭，周围有凹陷水疱，表示有湿热疫毒。

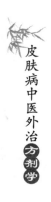

手足坚皮厚涩，为血气沉行，不荣其表；坚皮生在脚指，形如鸡眼，常为着窄鞋远行所致；坚皮枯则微槁，日久破裂，为肝失血养，以致筋气外发。

2. 方剂分析

本章共选用了外用祛腐化坚剂 10 首，其中经典方 2 首（白降丹、红升丹），实用方 3 首（神功紫霞丹、乌金膏、水晶膏），备用方 3 首（提毒丹、止痛拔毒膏、元珠膏），古籍原方 2 首（五倍膏、小升丹）。

10 首外用方剂中包括 4 种剂型，其中丹药 3 首（白降丹、红升丹、小升丹），散剂 2 首（神功紫霞丹、提毒丹），药膏 4 首（乌金膏、水晶膏、元珠膏、五倍膏），硬膏 1 首（止痛拔毒膏）。

（1）关于外用丹药：外用丹药是指汞与某些矿物药在高温条件下经烧炼制成的不同结晶形状的无机化合物。丹药在我国已有两千多年历史，是中医传统剂型之一。

丹药按照色泽可分为红丹与白丹两类，红丹的主要成分为汞的氧化物，白丹的主要成分为汞的氯化物。丹药按照制法可分为升丹与降丹两类，升丹中最常用的是红升丹（又称红粉等），其主要成分为红色氧化汞；白升丹（又称轻粉等）的主要成分为氯化亚汞；还有黄升丹，其主要成分则为黄色氧化汞。降丹中最常用的是白降丹（又称白灵药等），其主要成分为氯化汞。

本章所选的 3 首丹药（白降丹、红升丹、小升丹）均属蚀腐化坚之峻剂（峻蚀剂）。三者腐蚀力中白降丹最强，红升丹次之，三仙丹更次之。若以红升丹的腐蚀力为 1，则白降丹为 3。三者均可用于蚀除溃疡腐肉及瘘管等症，白降丹还可用为代针药，促使脓疡疮头溃破。白降丹腐蚀瘘管之坚韧管壁称为"急化"，用药 3 小时即可能奏效，故用药后应及时观察；红升丹则不具"急化"之功，需时约半天至 2 天。

白降丹性极剧烈，单独使用时可随疮面溃烂物渗出而极易损伤周围正常组织。为此，可用煅石膏与其混合使用，一般丹膏比例为九一或二八。白降丹中混入煅石膏后一方面可减缓其剧烈药性，另一方面煅石膏的收敛作用又可减少疮面的渗出。

对汞过敏者禁用丹药，并且应该避免汞的吸收中毒。

（2）祛腐化坚剂的药物选择：根据外治药物的类比选药法，腐蚀性缓和的药物用较高浓度或较长时间可以蚀除病变组织，本章祛腐化坚剂选用了斑蝥、蜈蚣、巴豆、石灰、醋等。其中3首（提毒丹、止痛拔毒膏、元珠膏）的组方中有斑蝥，2首（乌金膏、元珠膏）中有巴豆。

①斑蝥：辛，寒，有毒。《本草蒙筌》记载："治寒热鬼疰蛊毒，疗鼠瘘疥癣恶疮。去疣蚀死肌，除石癃血积。"《本草纲目》记载："痈疽拔脓。痈疽不破，或破而肿硬无脓：斑蝥为末，以蒜捣膏，和水一豆许，贴之。少顷脓出，即去药。"在本章所选祛腐化坚剂中，提毒丹、止痛拔毒膏、元珠膏均以斑蝥为主药。

②巴豆：辛，热，有毒。《汤液本草》记载："破癥瘕结聚，坚积……去恶肉。"《本草纲目》记载："痈疽恶肉：乌金膏。解一切疮毒及腐化瘀肉，最能推陈致新。巴豆仁炒焦研膏，点痛处则解毒，涂瘀肉上则自化，加乳香少许亦可。若毒深不能收敛者，宜作捻纴之，不致成疮。"

第一节　经典方

白降丹（《医宗金鉴·外科心法要诀》）

【组成】朱砂　雄黄各二钱（各6g）　水银一两（30g）　硼砂五钱（15g）　火硝　食盐　白矾　皂矾各一两五钱（各45g）

【制法】先将朱、雄、硼三味研细，入盐、矾、硝、皂、水银

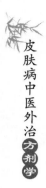

共研匀，以水银不见星为度。用阳城罐一个，放微炭火上，徐徐起药入罐化尽，微火逼令干，取起。如火大太干则汞走，如不干则药倒下无用，其难处在此。再用一阳城罐合上，用棉纸截半寸宽，将罐子泥、草鞋灰、光粉三样研细，以盐滴卤汁调极湿，一层泥一层纸，糊合口四五重，及糊有药罐上二三重。地下挖一小潭，用饭碗盛水放潭底。将无药罐放于碗内，以瓦挨潭口四边齐地，恐炭灰落碗内也。药罐上以生炭火盖之，不可有空处。约三炷香，去火冷定开看，约有一两外药矣。炼时罐上如有绿烟起，急用笔蘸罐子盐泥固之。

【用法】用少许。疮大者用五六厘，疮小者用一二厘，水调敷疮头上。初起者立刻起疱消散，成脓者即溃，腐者即脱消肿。用药后应及时观察，药效达到即刻停用。

【功效】蚀祛腐肉，拔毒消肿。

【主治】痈疽发背，一切疔毒。青蛇毒（血栓性浅静脉炎等）、肉蜈蜂（生于大腿内侧之肿疡）、甲疽（嵌甲症等）、粉瘤等。

古籍中外用白降丹主治疾病举例：

（1）青蛇毒：《医宗金鉴·外科心法要诀》记载："又名青蛇便，生于小腿肚之下，形长二三寸，结肿，紫块、僵硬，憎寒壮热，大痛不食。由肾经素虚，膀胱湿热下注而成。蛇头向下者，毒轻而浅，急刺蛇头一半寸，出紫黑血，随针孔搽拔疔散；外敷离宫锭，内服仙方活命饮，加黄柏、牛膝、木瓜。亦有蛇头向上者，毒深而恶急，刺蛇头一二寸，出紫黑血，针孔用白降丹细条插入五六分，外贴巴膏，余肿敷太乙紫金锭，内服麦灵丹，俟毒减退，次服仙方活命饮调和之。若毒入腹，呕吐腹胀，神昏脉躁，俱为逆证。"（注：与"青蛇毒"类似的主要有血栓性浅静脉炎等）

（2）肉蜈蜂：《疡医大全》记载："肉蜈蜂生大腿外面，皮肤不觉红肿，内里疼痛难忍。治斯证者，切不可轻用刀刺，若误犯之，毒气直透心胸，疼痛不止，多致不救。治当用白降丹掺膏药上贴，三日后取下，败肉如蜂之状，再用生肌等药收功。"（注：与"肉蜈蜂"类似的主要有生于大腿内侧之肿疡）

（3）甲疽：《疡医大全》记载："甲疽因甲长侵肌，或修甲损伤良肉，或靴鞋窄小，俱能生之。其患胬肉裹上指甲，肿痛异常。当以白降丹化去胬肉，珍珠散收口。"（注：与"甲疽"类似的主要有嵌甲症等）

（4）粉瘤：《外科备要》记载："多生耳项前后，亦有生于下体者。其色粉红，全系痰凝气结而成。治宜铍针破去脂粉，以白降丹面糊搓作捻子数条，插入数次，将内膜化尽，再贴生肌玉红膏，自愈。"

红升丹（《医宗金鉴·外科心法要诀》）

【组成】朱砂五钱（15g）　　雄黄五钱（15g）　　水银一两（30g）火硝四两（120g）　　白矾一两（30g）　　皂矾六钱（18g）

【制法】先将二矾、火硝研碎，入大铜杓内，加火硝一小杯炖化，一干即起研细。另将汞、朱、雄研细，至不见星为度，再入硝矾末研匀。先将阳城罐用纸筋泥搪一指厚，阴干，常轻轻扑之，不使生裂纹，搪泥罐子泥亦可用。如有裂纹，以罐子泥补之，极干再晒。无裂纹方入前药在内，罐口以铁油盏盖定，加铁梁盏，上下用铁鑽铁丝扎紧，用棉纸捻条蘸蜜，周围塞罐口缝间，外用熟石膏细末醋调封固。盏上加炭火二块，使盏热罐口封固易干也。用大钉三根钉地下，将罐子放钉上，罐底下置坚大炭火一块，外砌百眼炉，升三炷香。第一炷香用底火，如火大则汞先飞上；二炷香用大半罐火，以笔蘸水擦盏；第三炷香火平罐口，用扇扇之，频频擦盏，勿令干，干则汞先飞上。三香完，去火冷定开看，方气足，盏上约有六七钱，刮下研极细，瓷罐盛用。再预以盐卤汁调罐子稀泥，用笔蘸泥水扫罐口周围，勿令泄气。盖恐有绿烟起汞走也，绿烟一起即无用矣。

【用法】用鸡翎或棉签蘸取丹药少许撒于患处，每日 1 次。

【功效】拔毒祛腐，生肌长肉。

【主治】一切疮疡溃后，疮口坚硬，肉黯紫黑。颊疡（放线菌病等）、痹疮（腹股沟肉芽肿、软下疳、梅毒等）。

古籍中外用红升丹主治疾病举例：

（1）颊疡：《医宗金鉴·外科心法要诀》记载："生于耳下颊车骨间，由阳明胃经积热而生。始发如粟，色红渐大如榴，初起宜犀角升麻汤清解之。若失治，或过敷寒药，以致肌冷凝结，坚硬难消难溃者，宜升阳散火汤宣发之。将溃，宜托里消毒散。脓熟针之，脓出肿退，疮口易敛者则愈。或牙关紧急不开，或旁肿不消，脓水清稀，因而成漏，复被寒侵疮孔，致生多骨，经年缠绵难愈者，服桂附地黄丸，外用豆豉饼垫灸艾壮，初用九壮，以知热痒为止，每日灸之，以朽骨脱出、脓渐少而肌渐平为度。兼用红升丹捻入疮口内，万应膏盖贴，每日一易。患者当慎起居，戒腥发等物，渐渐收功。"（注：与"颊疡"类似的主要有放线菌病等）

（2）痹疮：《疡医大全》记载："又名妬精疮，生于前阴。经云：前阴者，宗筋之所主。肝脉经络循阴器合篡间。又云：肾开窍于二阴。是疮生于此处，属肝、肾二经也，名异而形殊。生马口之下者名下疳；生茎之上者名蛀疳；茎上生疮，外皮肿胀包裹者名袖口疳……外治凡疳初起宜频洗黑豆甘草汤、蛇床汤、漏痒汤，红肿热痛用痹疮方。先煎黑豆甘草浓汁，熏洗……祛腐生肌用红升丹、白降丹。"（注：与"痹疮"类似的主要有腹股沟肉芽肿、软下疳、梅毒等）

【方歌】白降丹为夺命丹，拔脓化腐立时安，朱雄汞与硼砂入，还有硝盐白皂矾，若去硼盐红升是，长肉生肌自不难。(《医宗金鉴·外科心法要诀》)

第二节 应用方

神功紫霞丹 (《疡医大全》)

【组成】大蜈蚣一条，去头、足，放瓦上焙脆 麝香二分 (0.6g)

【制法】研细，瓷瓶收贮。

【用法】每用少许掺疮顶上，以膏盖之，其头即溃，并不疼痛。药效达到即停用。

【功效】解毒溃脓，消肿止痛。

【主治】疮肿欲溃等。

【方解】方中蜈蚣辛温有毒，祛风通瘀，以毒解毒。《本经逢原》记载："治妇人趾疮，甲内鸡眼，及恶肉突出。蜈蚣一条，去头足焙研，入麝香少许，去硬盖，摊乌金纸，留孔贴上，一夕即效。"为本方之君药。麝香辛温芳烈，开关利窍，为本方之佐使药。二药配伍，共奏解毒溃脓、消肿止痛之效。

乌金膏 (《证治准绳·疡医》)

【组成】巴豆一味，去壳炒黑

【制法】研如膏。

【用法】治发背中央肉死，涂之即腐，未死涂之即生。若初起肿痛，用点数处，其毒顿消。若肉腐涂之即溃。若恶疮顽疮，元气无亏，久不收敛者，内有毒根，以纸捻蘸纴其内。药效达到即停用。

【功效】解毒化腐，排脓消肿。

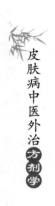

【主治】发背、恶疮顽疮等。

【方解】方中巴豆辛，温，有毒，"消痰破血，排脓消肿毒，杀腹脏虫，治恶疮息肉及疥癞疔肿"（《本草纲目》）。本方独用巴豆，药少力专，有解毒化腐、排脓消肿之效。

水晶膏（《医宗金鉴·外科心法要诀》）

【组成】矿子石灰水化开，取末五钱（15g）　浓咸水多半茶盅　糯米五十粒

【制法】矿子石灰水化开，取末五钱，又用浓咸水多半茶盅浸于石灰末内，以咸水高石灰二指为度。再以糯米五十粒撒于灰上，如咸水渗下陆续添之，泡一日一夜，冬天两日一夜，将米取出，捣烂成膏。

【用法】挑少许点于皮损上，不可太过，恐伤好肉。药效达到即停用。

【功效】蚀肉化坚。

【主治】黑痣（色痣等）、疣赘等。

《医宗金鉴·外科心法要诀》中外用水晶膏主治黑痣："生于面部，形如霉点，小者如黍，大者如豆，比皮肤高起一线。有自幼生者，亦有中年生者，由孙络之血滞于卫分，阳气束结而成。宜用线针挑破，以水晶膏点之，三四日结痂，其痣自落，用贝叶膏贴之。"（注：与"黑痣"类似的主要有色痣等）

【方解】方中石灰味辛，气温，性烈有毒。《本草蒙筌》记载："和白糯米蒸透，点疣痣子去根。同诸灰淋汁熬膏，决痈肿破头开口。"关于与碱水、糯米合用，《本经逢原》记载："治面黡疣痣，碱水煮滚化矿灰，插糯米拌入灰中，经宿色变如晶，以针微拨动，点少许于上，半日汁出，剔去药，不得着水，二日即愈。"

第三节　备用方

提毒丹（《疡医大全》）

【组成】乳香去油　没药去油，各二钱（各6g）　元参瓦上焙脆
前胡瓦上焙脆　血竭　麝香各四分（各1.2g）　生斑蝥八钱（24g），去
净头、足、翅，阴阳瓦焙

【制法】上药各研为极细末，于端午正午时和匀，瓷瓶密贮。

【用法】凡初起肿毒，每用二三厘。先看疮势大小，即以膏药
照疮大小，周围用大蒜捣如泥，敷膏药上，中留一孔，入药于内，
次日即起小疱，挑去水疱即消。如已溃者，掺药于疮孔内。药效达
到即停用。

【功效】化腐拔毒生肌。

【主治】肿毒初起。

止痛拔毒膏（《证治准绳·疡医》）

【组成】斑蝥四十九枚　柳枝四十九条　木鳖子七个　乳香三钱
（10g）　没药三钱（10g）　麝香少许　松脂三钱（10g）　真清油十四
两（420g）　黄丹五两（150g）

【制法】用真清油十四两，煎黑柳条焦枯，滤去渣。入黄丹五
两，滴入水中成珠为度，却入诸药，搅令匀，入瓷器中，收了
后用。

【用法】敷贴于患处，每日1次。

【功效】祛腐生肌，拔毒止痛。

【主治】治一切疮发，臭烂不可近。未破则贴破，已破则生肉，
杖疮、疔疮皆用之。

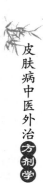

元珠膏 （《医宗金鉴·外科心法要诀》）

【组成】木鳖子肉十四个　斑蝥八十一个　柳枝四十九寸　驴甲片三钱（10g）　草乌一钱（3g）　麻油二两　巴豆仁三个　麝香一分（0.3g）

【制法】前五味药用麻油浸七日，文火炸枯，去渣，入巴豆仁三个，煎至黑，倾于钵内，研如泥，加麝香一分，搅匀入罐内收用。

【用法】敷贴于患处，或用捻蘸送孔内，每日1次。

【功效】化腐排脓，解毒消肿。

【主治】治肿疡将溃，涂之脓从毛孔吸出。已开针者，用捻蘸送孔内，呼脓腐不净，涂之立化。

第四节　古籍原方

五倍膏 （《外科证治全书》）

五倍子不拘多少，研碎，以陈米醋熬成膏。遇多年顽癣先抓破，以膏敷上，干则加敷，以不痒为度，然后去药，则其患处之皮一同粘起，尽除根矣。

小升丹即三仙丹 （《疡医大全》）

水银一两　明矾　火硝各一两二钱

用铁锅一只，将硝、矾、平汞研细入锅内，用平口宫碗一只，先用生姜片擦碗内外，则不炸。盖定碗口，以潮皮纸捻挤定，盐泥封口，碗底俱泥固之。用炭二斤，炉内周围砌紧，勿令火气出，如碗上泥裂缝，以盐泥补之，升三炷线香为度，冷定开看，碗内药刮下，研细，瓷瓶收贮。用之提脓长肉，小毒俱有功效。

一法：盐泥只封碗口，不封锅底，锅底上贴湿白纸一块，但看纸转黄，则药已升上矣，锅底上以铁称锤压之。

一法：以潮皮纸捻挤定，碗口外以研细石膏末按紧，不用盐泥，只用铁锤压之。

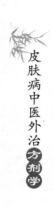

第八章 生肌剂

外用生肌剂是一类能够促进新肉生长，使溃疡皮损加速愈合的外用方剂。属于"八法"中之"补法"的范畴。

【古籍精选】

1. 病证特点

清代《外科大成》专论"生肌"指出："肌肉者脾胃之所主。收敛迟速，由气血之盛衰。惟补脾胃，此内治也。腐不尽，不可以言生肌。骤用生肌，反增溃烂。务令毒尽，则肌自生。加以生肌药，此外治也。肌生如榴子红艳，或有白膜，为善。若肌白而平，且无纹理，或脓清秽气，为毒连五脏，气血枯竭也，危。"

2. 治疗要点

明代《外科枢要》在"论疮疡用生肌之药"一节中指出："夫肌肉者，脾胃之所主。收敛者，气血之所使。但当纯补脾胃，不宜泛敷生肌之剂。夫疮不生肌而色赤甚者，血热也，四物加山栀、连翘。色白而无神者，气虚也，四君加当归、黄芪。晡热内热，阴血虚也，四物加参、术。脓水清稀者，气血虚也，十全大补汤。食少体倦，脾气虚也，补中益气汤。烦热作渴，饮食如常，胃火也，竹叶黄芪汤；不应，竹叶石膏汤。热渴而小便频数，肾水虚也，用加减八味丸料煎服。若败肉去后新肉微赤，四沿白膜者，此胃中生气也，但用四君子汤以培补之，则不日而敛。若妄用生肌之药，余毒未尽，而反益甚耳。殊不知疮疡之作由胃气不调，疮疡之溃由胃气腐化，疮疡之敛由胃气荣养。"

【方剂综述】

1. 适用病证

外用生肌剂主要适用于治疗可以形成溃疡的皮肤病证。

（1）溃疡相关性皮肤病的主要表现：以臁疮（小腿静脉性溃疡）为例。《证治准绳·疡医》记载："臁疮生于两臁，初起赤肿，久而腐溃，或浸淫瘙痒，破而脓水淋漓。盖因饮食起居，亏损肝肾，或因阴火下流，外邪相搏而致。"

（2）皮肤溃疡的主要辨证

①阳性溃疡：肉芽红活润泽，如石榴籽状，表示气血旺盛，疮口容易愈合。若疮底肉芽鲜红，周围有红晕，分泌物黄色黏稠，自觉疼痛，则为毒热所致，如痈破溃后形成的溃疡。

②阴性溃疡：若疮面肉芽灰暗，脓汁稀薄，多为寒湿所致，如结核性溃疡。若疮面肉芽苍白，新肉生长缓慢，为气血不足，如慢性小腿溃疡。若疮面肉芽水肿高起，形成胬肉，多属湿盛。

2. 方剂分析

本章共选用了外用生肌剂 6 首，其中经典方 1 首（生肌玉红膏），应用方 1 首（腐尽生肌散），备用方 3 首（生肌定痛散、轻乳生肌散、生肌散），古籍原方 1 首（祛湿生肌散）。

6 首外用方剂中包括 2 种剂型，其中散剂 5 首（腐尽生肌散、生肌定痛散、轻乳生肌散、生肌散、祛湿生肌散），软膏 1 首（生肌玉红膏）。

（1）生肌剂的主要分类

①化腐生肌类：适合于余腐未尽的创面，主要表现为溃疡面仍残留或新产生少许腐肉等。

②拔毒生肌类：适合于余毒未尽的创面，主要表现为溃疡面仍

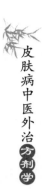

残留或新产生少许脓液等。

③清热生肌类：适合于余热未尽的创面，主要表现为溃疡面仍有轻度红肿等。

④收敛生肌类：适合于余湿未尽的创面，主要表现为溃疡面仍有或新产生少许分泌物等。

⑤回阳生肌类：适合于阳虚的创面，主要表现为溃疡面苍白、发凉等。

（2）生肌剂的药物选择

①基本药物：在腐肉已尽的前提下，生肌需要气血充足和煨脓长肉。根据类比选药的方法，把与内治之药类比和与中药的各种性能类比二者综合起来选药，乳香、没药、血竭等内治有活血理血作用，外治与其类比也用其活血理血作用而促进生肌；同时，三者均为树脂类药物，外用后在局部有利于形成无菌的稀薄黏液而达到煨脓长肉的作用。因此乳香、没药、血竭可作为生肌剂的基本药物。具体组方时可根据情况选用，例如本章介绍的生肌玉红膏选用了1种（血竭），轻乳生肌散选用了2种（血竭、乳香），腐尽生肌散则3种均用。

②临方药物：临证处方时可根据辨证加用调理气血药（当归、白术等），一般生肌剂均可加用，如经典方生肌玉红膏用了归身、白芷、紫草、甘草。辨证为余腐未尽者加用化腐药（红粉、轻粉等），如轻乳生肌散用了轻粉。辨证为余毒未尽者加用解毒药（雄黄、辰砂等），如祛湿生肌散用了雄黄。辨证为余热未尽者加用清热药（寒水石、石膏、滑石等），如生肌散用了寒水石、滑石。辨证为余湿未尽者加用收干药（如枯矾、龙骨、乌鱼骨等），如祛湿生肌散用了枯矾。辨证为阳虚者加用回阳药（如肉桂、鹿茸等）。

第一节　经典方

生肌玉红膏（《外科正宗》）

【组成】 白芷五钱（15g）　甘草一两二钱（36g）　归身二两（60g）　瓜儿血竭　轻粉各四钱（各12g）　白占二两（60g）　紫草二钱（6g）　麻油一斤（500g）

【制法】 先用当归、甘草、紫草、白芷四味，入油内浸三日，大勺内慢火熬药微枯色，细绢滤清，将油复入勺内煎滚，下整血竭化尽，次下白占，微火亦化。先用茶盅四枚预顿水中，将膏分作四处，倾入盅内，候片时方下研极细轻粉，每盅内投和一钱搅匀，候至一伏时取起。

【用法】 先用甘草汤，甚者用猪蹄药汤淋洗患上，软绢挹净，取适量药膏于掌中捺化，遍搽新腐肉上，外以太乙膏盖之。大疮早晚洗换二次，内兼服大补脾胃暖药，其腐肉易脱，新肉即生，疮口自敛。

【功效】 生肌敛疮，排脓解毒。

【主治】 蝼蛄疖（头部脓肿性穿掘性毛囊周围炎）、耳根毒（耳根处肿疡）、牛程蹇（胼胝）、胎瘤（血管瘤）等。

古籍中外用生肌玉红膏主治疾病举例：

（1）蝼蛄疖：《医宗金鉴·外科心法要诀》记载："多生小儿头上，俗名貉貓，未破如曲蟮拱头，破后形似蝼蛄串穴。有因胎中受毒者，其疮肿势虽小而根则坚硬，溃破虽出脓水而坚硬不退，疮口收敛，越时复发，本毒未罢，他处又生，甚属缠绵难敛。宜用三品一条枪插于孔内，化尽坚硬衣膜，换撒生肌散，贴玉红膏以收之，不致再发也。"（注：与"蝼蛄疖"类似的主要有头部脓肿性穿掘性毛囊周围炎等）

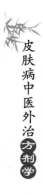

（2）耳根毒：《外科备要》记载："生两耳垂后偏上缝中，属三焦风火，兼胆经怒气上冲凝结而成。初起形如痰核，渐增肿势，状如伏鼠，焮赤疼痛，寒热往来。宜服荆防败毒散汗之，若发热痛甚则服仙方活命饮消之，脓成者服透脓散，虚者服托里透脓汤，已溃服托里排脓汤，溃后撒红灵药，贴太乙膏，脓尽搽生肌玉红膏。若脓清敛迟，常服香贝养荣汤。"（注：与"耳根毒"类似的主要有生于耳根处之肿疡）

（3）牛程蹇：《医宗金鉴·外科心法要诀》记载："生于足跟及足掌皮内，顽硬肿起，高埂色黄，疼痛不能行履。由脚热着冷水，或遇寒风袭于血脉，令气滞血凝而成……早治或有消者，久则破裂，脓水津流，每日米泔水净洗，搽牛角散，四围顽皮浮起剪之，换搽生肌玉红膏、月白珍珠散，生肌敛口自愈。"（注：与"牛程蹇"类似的主要有胼胝等）

（4）胎瘤：《外科备要》记载："由胎前孕母积热，以致胞热，更兼血瘀滞结而成。多生头上及胸乳之间，初如李核，渐大如馒，色紫微硬，漫肿不甚疼痛。婴儿初生即有者，待满月后熟透针之，放出赤豆汁或脓水汁，其肿即消；亦有月后生者，治亦同。初服五福化毒丹，外贴黄连膏，溃贴生肌玉红膏生肌敛口。"（注：与"胎瘤"类似的主要有血管瘤等）

【方解】方中当归甘、温，《本草纲目》记载："破恶血，养新血……润肠胃筋骨皮肤，治痈疽，排脓止痛，和血补血。"本方重用其养血生肌，是为君药。

甘草味甘，气平，"消痈疽焮肿……坚筋骨，长肌肉"（《本草蒙筌》），用为本方之臣药。白芷气温，味大辛，《汤液本草》记载："破宿血，补新血。乳痈发背，一切疮疥，排脓止痛生肌。"亦用为本方之臣药。轻粉辛、冷，"杀疮疥癣虫，及鼻上酒皶，风疮瘙痒"（《本草纲目》），取其可以解毒，也是本方之臣药。

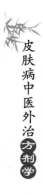

血竭甘、咸，平，《本草纲目》记载："破积血，止痛生肉……敷一切恶疮疥癣，久不合。"为本方之佐药。紫草味苦，气寒，《本草蒙筌》记载："合膏敷痫癣疮疡，单煮托豌豆疮疹。"李时珍指出："紫草味甘咸而气寒，入心包络及肝经血分，其功长于凉血活血。"亦为本方之佐药。

白占（即虫白蜡）甘、温，可生肌止血定痛、补虚续筋接骨。麻油味甘，"入药拯病，惟益外科。治一切恶疡，下三焦热毒"（《本草蒙筌》）。白占与麻油共同作为软膏基质的主要成分，在本方中为使药。

以上诸药配合，共奏生肌敛疮、排脓解毒之功。

【方歌】 生肌玉红膏更奇，其中淡味少人知，芷草归身轻粉竭，白占紫草效堪推。（《外科正宗》）

第二节 应用方

腐尽生肌散（《医宗金鉴·外科心法要诀》）

【组成】 儿茶　乳香　没药各三钱（各10g）　　冰片一钱（3g）麝香二分（0.6g）　　血竭三钱（10g）　　旱三七三钱（10g）

有水加龙骨（煅）一钱。欲速收口加珍珠一两、蟹黄（法取团脐蟹，蒸熟取黄，晒干取用）二钱。或用猪脂油（去渣）半斤，加黄蜡一两，溶化倾碗内，稍温加前七味调成膏，摊贴痈疽破烂等证。若杖伤则旱三七倍之。

【制法】 上药共研为细末。

【用法】 直接扑撒于患处；或用猪油调如糊状，搽敷于患处。每日1次。

【功效】 消肿生肌，化瘀定痛。

【主治】 溃疡腐尽，疮不收口。

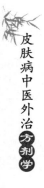

【方解】方中乳香味辛、苦，气温，《本草蒙筌》记载："疗诸般恶疮及风水肿毒，定诸经卒痛并心腹急疼。亦入敷膏，止痛长肉。"没药味苦、平，《汤液本草》记载："主破血止痛，疗金疮杖疮，诸恶疮。"《本经逢原》曰："乳香活血，没药散血，皆能止痛消肿生肌，故二药每每相兼为用。"本方即是乳香、没药一起作为君药。

儿茶苦、涩，平，《本草纲目》云："涂金疮、一切诸疮，生肌定痛，止血收湿。"血竭甘、咸，平，可止痛生肉。儿茶、血竭共为本方之臣药。

旱三七味微涩，可消肿定痛化瘀。冰片辛温香窜，善走能散，"通诸窍，散郁火"（《本草备要》）。旱三七与冰片共为本方之佐药。

麝香味辛、温，"主辟恶气，香气盛则秽气除……香通经络"（《神农本草经百种录》），为本方之使药。

诸药协同，共奏消肿生肌、化瘀定痛之功。

第三节　备用方

生肌定痛散（《外科大成》）

【组成】生石膏为末，用甘草汤飞五七次，每两（30g）加　硼砂五钱（15g）　辰砂三钱（10g）　冰片二分（0.6g）

【制法】上药共研为细末。

【用法】直接掺撒于患处，或用麻油调如糊状搽敷于患处，每日 1 次。

【功效】清热化腐，生肌定痛。

【主治】溃疡创面红热肿痛，微有腐者；腋痈（化脓性汗腺炎等）。

《外科备要》中外用生肌定痛散主治腋痈："一名夹肢痈，发于腋际，即俗名胳肢窝也，属肝脾血热兼忿怒而成。初起暴肿焮硬，色赤疼痛，身发寒热，势难内消，必欲作脓。初宜服柴胡清肝汤，外敷冲和膏。若肿痛日增，宜服透脓散加银花、桔梗、甘草节以排脓毒。脓熟胀痛针之，外撒灵药，或生肌定痛散，再贴膏药。首尾忌用寒凉，中年易愈，老弱难痊。"（注：与"腋痈"类似的主要有化脓性汗腺炎等）

轻乳生肌散（《医宗金鉴·外科心法要诀》）

【组成】石膏煅，一两（30g）　　血竭五钱（15g）　　乳香五钱（15g）　　轻粉五钱（15g）　　冰片一钱（3g）

有水加龙骨、白芷各一钱，不收口加鸡内金（炙）一钱。

【制法】上药共研为细末。

【用法】直接掺撒于患处，每日1次。

【功效】解毒化腐，定痛生肌。

【主治】溃疡创面微有红热，肿痛腐脱者。

生肌散（《外科精义》）

【组成】寒水石烧　　滑石以上各二两（各60g）　　龙骨　　乌鱼骨以上各一两（各30g）　　密陀僧　　枯白矾　　干胭脂　　定粉以上各五钱（各15g）

【制法】上药共研为细末。

【用法】干掺于疮口上，每日1次。

【功效】收敛生肌，解毒定痛。

【主治】溃疡创面微有湿烂者。

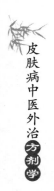

第四节　古籍原方

去湿生肌散（《洞天奥旨》）

落脐疮，乃小儿之症也。小儿自落脐带之后，何便生疮？夫脐，人之命根也，此处生疮，多变风症，风症一成，命根将绝，去生便远，可不亟治之乎？不知脐落生疮，亦感染水湿而成之也。必因乳母失于照管，落脐之时脐汁未干，或加溺以伤之，或洗浴而不加拭揩，遂致湿以加湿，而疮口遂至于不合也。治宜去湿为主，而少加生肌之药，则脐复完固，无湿而疮自愈也。

去湿生肌散　岐天师传方。治落脐后生疮。

茯苓一钱　贝母三分　枯矾三分　草纸灰五分　雄黄二分　三七三分　共为末，入在脐内，用纸包之即愈。

第九章　散结剂

外用散结剂是一类能够消散皮下结节或肿物的外用方剂。属于"八法"中之"消法"的范畴。

【古籍精选】

1. 病证特点

（1）结核：清代《外科大成》记载："结核生于皮里膜外，如果中之核，坚而不痛。由火气热郁者，但令热散，其肿自消。"

（2）结毒：明代《外科正宗》记载："结毒者，熏火收遏疮毒而沉于骨髓也。"

（3）恶核：晋代《肘后备急方》记载："恶核病者，肉中忽有核如梅李，小者如豆粒。皮中惨痛，左右走，身中壮热，瘮恶寒是也。"

（4）瘰疬：清代《医宗金鉴·外科心法要诀》记载："小者为瘰，大者为疬。当分经络，如生于项前，属阳明经，名为痰瘰；项后属太阳经，名为湿瘰。"

（5）湿痰流注：清代《疡医大全》记载："凡人身上中下有块者是痰。然痰在皮里膜外则遍体游行，肿而色白，滞而不痛。"其他还有痰核、瘿瘤、石疽、无名肿毒、瓜藤缠、失荣证、耳根毒等。

2. 治疗要点

（1）结核：清代《外科大成》记载："由火气热郁者，但令热散，其肿自消，如连翘丸。由湿痰流注者，宜行气化痰，如五香流

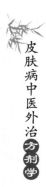

气饮、千金指迷丸。"

（2）结毒：明代《外科正宗》记载："初起筋骨冷痛，金蟾脱甲酒发汗自愈。虚弱者，芎归二术汤；头疼欲破者，天麻饼子并吹鼻碧云散；年余流串筋骨不愈者，五宝散；虚弱溃烂疼痛不敛者，十全大补汤同土茯苓煎服。"

（3）恶核：晋代《肘后备急方》记载："宜服五香连翘汤，以小豆敷之，立消。若余核，亦得敷丹参膏。"

（4）瘰疬：明代《外科正宗》记载："初起肿痛，憎寒壮热，四肢拘急，项强头疼者，表散之。肿硬发热，便秘口干，胸膈不利，恶心脉实者，宜利之。膏粱厚味，醇酒积热，湿痰凝结而成，化痰、降火、清中。忧思过度，郁怒伤肝，筋缩结核者，宜养血、开郁、疏肝。"

（5）湿痰流注：清代《疡医大全》记载："治流注大法，郁者开之，怒者平之，闪仆及产后瘀血者散之，伤寒余邪者调解之。大要以固元气为主，佐以现证之药。"

【方剂综述】

1. 适用病证

外用散结剂主要适用于治疗发生皮下结节或肿物的皮肤病证。

（1）结节或肿物相关性皮肤病的主要表现：以瓜藤缠（结节性红斑）、石疽（恶性淋巴瘤）为例。

①瓜藤缠（结节性红斑）：《证治准绳·疡医》记载："足股生核数枚，肿痛久之，溃烂不已何如？曰：此名瓜藤缠，属足太阳经，由脏腑湿热流注下部所致。"

②石疽（恶性淋巴瘤）：《外科大成》记载："石疽生颈项间，坚硬如石，皮色不变。由沉寒客于经络，气血凝结而成。"

（2）皮肤结节或肿物的辨证

①结节：多为有瘀滞。皮色鲜红而有核者为湿热所致气血凝

滞，皮色鲜红而顶有脓头者为毒热炽盛、血气壅涩，皮色暗红而渐成硬块者为湿热感毒、气血凝滞，皮色如常或紫红色而有核者为痰核流注或寒凝痰聚。

②肿瘤：肿瘤为坚韧隆起，颜色淡红或黄红，辨证主要为气血瘀滞、凝结肌肤，见于瘢痕疙瘩。肿瘤形如菜花，色泽晦暗，日久不敛，辨证为正气亏损、毒蕴痰结，见于翻花疮（鳞状细胞癌）等。

2. 方剂分析

本章共选用外用散结剂 11 首，其中经典方 1 首（二白散），应用方 2 首（金倍散、神功散），备用方 6 首（太乙膏、蜂房膏、化核膏、琥珀膏、丹参膏、阿魏化坚膏），古籍原方 2 首（结毒灵药方、十香膏）。

11 首外用方剂中包括 4 种剂型，其中散剂 3 首（二白散、金倍散、神功散），软膏 1 首（丹参膏），膏药（硬膏）6 首（太乙膏、蜂房膏、化核膏、琥珀膏、阿魏化坚膏、十香膏），丹药 1 首（结毒灵药方）。

（1）关于膏药：中医传统制剂膏药相当于硬膏之一种。膏药是先将饮片放入植物油中炸枯、去渣、炼至滴水成珠，然后加入适量铅丹或宫粉而成，前者称为黑膏药，后者称为白膏药。

由于膏药具有良好的黏附性及韧性，贴敷于患处后对局部形成显著封闭作用，可软化角质及促进药物透皮吸收，加速皮肤浸润及结节的消散，因而膏药是外用散结剂最常选用的剂型之一，例如本章 11 首方剂中膏药就有 6 首。

外用散结剂的膏药剂型在外敷时应注意以下几点：①膏药要摊平，一定要密切接触皮损面。②摊贴的膏药大小要合适，不能接触到正常皮肤。③膏药的更换时间应灵活掌握。一般皮下结节或肿物较浅或较小者，每 1~3 日换药 1 次；较深或较大者，每 5~7 日换

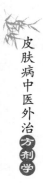

1次。④若有刺激或过敏反应则停用。

（2）散结剂的药物选择：根据类比选药的方法，本组药物主要是与内治之药类比。例如木鳖子、蜈蚣等内治有解毒攻毒作用，外治与其类比也用作解毒散结药。南星、贝母、僵蚕等内治有化痰散结作用，外治与其类比也用作化痰散结药。下面仅将方解中未提及的木鳖子、僵蚕简介于后。

①木鳖子：苦、微甘，温，有毒。功能解毒散结，杀虫消肿。《本草蒙筌》记载："消肿突恶疮，除黯黵粉刺。"《本草纲目》记载："小儿丹瘤。木鳖子仁研如泥，醋调敷之，一日三五上，效。"本章11首外用散结剂中有3首选用了木鳖子（化核膏、琥珀膏、十香膏）。

②僵蚕：辛、咸，平，可祛风热、化痰。《本草纲目》记载："灭诸疮瘢痕。为末，封疔肿，拔根极效……散风痰结核瘰疬。"《本经逢原》指出："其治风痰、结核、头风、皮肤风疹……皆取散结化痰之义。"本章的化核膏选用了此药。

第一节　经典方

二白散（《外科大成》）

【组成】南星　贝母各等分

【制法】以上二药共为细末。

【用法】用鸡子清和米醋调药如糊状敷于患处，外用敷料盖之，每日1次。

【功效】除痰破坚，散结消肿。

【主治】痰核等。

【方解】方中南星味苦辛，细腻且白，除痰破坚消肿。《本草蒙筌》记载："散跌仆即凝瘀血，坠中风不语稠痰。利胸膈下气堕胎，破坚积诛痛消肿。"《本草纲目》亦曰："天南星：主中风麻痹，除痰下气，利胸膈，攻坚积，消痈肿，散血堕胎。"故为本方之君药。贝母辛平，化痰降气，《本草崇原》认为："贝母色白味辛，禀阳明秋金之气，内开郁结，外达皮肤，故皆治之。"故为本方之臣药。二药相使而用，共奏除痰破坚、散结消肿之功。

第二节　应用方

金倍散（《医宗金鉴·外科心法要诀》）

【组成】整文蛤攒孔，一枚　金头蜈蚣研粗末，一条　麝香一分（0.3g）

【制法】先将蜈蚣研成粗末，装入攒好孔的文蛤内，用纸糊封好孔口，外面再用厚纸糊七层，晒干。然后用面麸拌炒，以纸黑焦为度，去纸后再研成极细末，加麝香一分，再研匀，瓶装备用。

【用法】用陈醋调药如稠糊状，温敷于坚硬核处，外用敷料盖之，每日一换。

【功效】攻毒散结，祛痰软坚。

【主治】瘰疬坚硬难消、难溃。

【方解】方中蜈蚣辛、温，有毒，能除风攻毒、散结软坚，《本草分经》记载："善走能散，去风杀虫，治脐风、惊痫、蛇症。"故蜈蚣为本方之君药。文蛤气平，味咸，"主恶疮，蚀五痔……坠痰软坚"（《汤液本草》），为本方之臣药。麝香味辛、温，《神农本草经百种录》认为："主辟恶气，香气盛则秽气除。杀鬼精物，香能胜邪。温疟，香散邪风。蛊毒，香能杀虫。痫痉，香通经络。"故麝香为本方之佐使药。以上三药配伍，共奏攻毒散结、祛痰软坚之功。

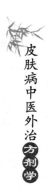

神功散 （《医宗金鉴·外科心法要诀》）

【组成】 制川乌头　嫩黄柏各等分

【制法】 上二药共研为细末。

【用法】 用米醋调药如稠糊状，温敷于患处，外用敷料盖之，每日一换。

【功效】 破除湿毒，消肿散结。

【主治】 湿毒瘰疬。

【方解】 方中川乌头辛、热，有毒，《本经逢原》记载：主"风寒湿痹……及阴疽久不溃者，溃久疮寒歹肉不敛者。""除寒湿，行经，散风邪，破诸积冷毒"（《本草纲目》），故川乌头可除寒湿、破冷毒，为本方之君药。黄柏气味苦寒，《本草崇原》曰："治结热者，寒能清热也……苦能胜湿也。"黄柏治结热燥湿，为本方之臣药。二药在破除湿毒方面互相佐助，在寒热方面互相佐制，协同发挥破除湿毒、消肿散结之功效。

第三节　备用方

太乙膏 （《证治准绳·疡医》）

【组成】 没药四钱（12g）　　清油一斤（500g）　　黄丹五两（150g）脑子研，一钱（3g）　　麝香三钱（10g）　　轻粉　乳香各二钱（各6g）

【制法】 上以清油、黄丹熬成膏，用柳枝搅；又用憨葱七枝，旋旋加下，葱尽为度。下火，不住手搅至滴水不散。却入乳、没、脑、麝、轻粉等味，搅匀，瓷器内盛用。

【用法】 敷贴于患处，外用敷料盖之，每日一换。

【功效】 活血散结，解毒消肿。

【主治】 瘰疬等。

蜂房膏 （《证治准绳·疡医》）

【组成】露蜂房炙　蛇蜕炙　玄参　蛇床子　黄芪锉，各三分（各1g）　杏仁一两半（45g）　乱发鸡子许　铅丹　蜡各二两（各60g）

【制法】上先将前五味锉细，绵裹，用酒少许浸一宿，勿令酒多。用油半斤，内杏仁、乱发，煎十五沸，待发消尽，即绵滤更下铛中；然后下丹、蜡又煎五七沸，即泻出于瓷盆中盛。

【用法】敷贴于疮上，外用敷料盖之，每日一换。

【功效】解毒散结消肿。

【主治】热毒气毒结成瘰疬。

化核膏 （《外科证治全生集》）

【组成】壁虎十四条　蜘蛛二十八个　蜗牛三十六枚　新鲜首乌藤叶　甘菊根　薄荷　牛蒡　苍耳草各半斤（各250g）　连翘　元参　苦参　白蔹　白芥子　僵蚕　水红子仁各捣碎　大黄　荆芥　防风各四两（各120g）　木鳖油半斤（250g）　丁香油　麝香各二钱（各6g）　苏合油一两（30g）　黄丹炒，适量　菜油四斤（2000g）

【制法】将壁虎、蜘蛛、蜗牛放入装有菜油的锅内，熬至枯浮油面，取出。再入新鲜首乌藤叶、甘菊根、薄荷、牛蒡、苍耳等草，武火熬至草枯，出渣。俟油冷，再入连翘、元参、苦参、白蔹、白芥子、僵蚕、水红子仁、大黄、荆芥、防风等，浸一宿，熬至黑枯，以油沥清，见过斤两，加制木鳖油，配炒黄丹慢入慢搅，搅匀。文火再熬，熬至滴水成珠，膏不粘指为度。再加入丁香油、麝香、苏合油，搅匀。退火后摊贴于裱褙材料上。

【用法】敷贴于患处，每日或隔日一换。

【功效】解毒散结，化痰软坚。

【主治】瘰疬、结核、恶核等。

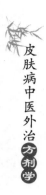

琥珀膏（《外科正宗》）

【组成】琥珀一两（30g）　木通　桂心　当归　白芷　防风
松脂　朱砂　木鳖肉　蓖麻肉，各五钱（各15g）　丁香　木香各三钱
（各10g）　麻油二斤二两（1060g）　黄丹飞炒，十四两（420g）

【制法】先用琥珀、丁香、桂心、朱砂、木香为细末，其余切
片，浸油内七日，入锅内慢火熬至群药焦黄为度；绢滤净油，徐下
黄丹，以柳枝手搅，候至膏成，滴入水中软硬得中。掇下锅来，以
盆顿稳，搅至烟尽，方下群药搅匀，瓷器盛之。

【用法】取少许摊贴于患处，每日或隔日一换。

【功效】解毒散结，祛风消肿。

【主治】瘰疬及腋下初如梅子，结肿硬强，渐若连珠，不消不
溃；或溃脓水不绝，经久不瘥，渐成漏症。

丹参膏（《肘后备急方》）

【组成】丹参　蒴藋各二两（各60g）　秦艽　独活　乌头　白
及　牛膝　菊花　防风各一两（各30g）　莽草叶　踯躅花　蜀椒各
半两（各15g）

【制法】用苦酒二升渍泡以上群药一宿。然后加入猪膏四斤，
一起煎熬，令酒耗尽，勿过焦。去滓，备用。

【用法】将药涂敷于患处，用敷料覆盖，每日5次。

【功效】驱风散结，消肿软坚。

【主治】恶肉，恶核，瘰疬，风结，诸脉肿。

阿魏化坚膏（《医宗金鉴·外科心法要诀》）

【组成】蟾酥丸药末一料　金头蜈蚣五条，炙黄去头足　太乙膏二
十四两（720g）

蟾酥丸药末：蟾酥酒化，二钱（6g）　轻粉　铜绿　枯矾　寒水石煅　胆矾　乳香　没药　麝香各一钱（各3g）　朱砂三钱（10g）雄黄二钱（6g）　蜗牛二十一个

以上各为末，称准，于端午日午时在净室中先将蜗牛研烂，同蟾酥和研稠黏，方入各药共捣极匀。

【制法】用蟾酥丸药末一料，金头蜈蚣五条，炙黄去头足，共研匀；将太乙膏二十四两重汤炖化，离火入前药末，搅冷为度。

【用法】每用时以重汤炖化，用红绢摊贴，半月一换。

【功效】解毒散结，活血软坚。

【主治】失荣证（颈部淋巴结转移癌）等。

《医宗金鉴·外科心法要诀》中外用阿魏化坚膏主治失荣证："生于耳之前后及肩项。其证初起状如痰核，推之不动，坚硬如石，皮色如常，日渐长大。由忧思、恚怒、气郁、血逆与火凝结而成。日久难愈，形气渐衰，肌肉削瘦，愈溃愈硬，色现紫斑，腐烂浸淫，渗流血水，疮口开大，胬肉高突，形似翻花瘤证……初宜服和荣散坚丸，外贴阿魏化坚膏。"（注：与"失荣证"类似的主要有颈部淋巴结转移癌等）

第四节　古籍原方

结毒灵药方（《外科正宗》）

结毒灵药方水银，朱砂雄黄硫黄称，加上轻粉共研成，掺于腐上效如神。

治杨梅结毒，腐烂作臭，或咽喉、唇、鼻腐坏日甚者，并效。

水银一两　朱砂　雄黄　硫黄各三钱

共研细，入阳城罐内，泥固铁盏梁兜固紧封口，点三香为度，用水擦盏内，火毕，次日取出盏底灵药，约有一两五六钱。治寻常

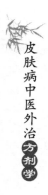

腐烂之症，灵药五钱、轻粉五钱，和匀碾细，小罐盛贮，纱封罐口。临用甘草汤洗净患上，将罐倒悬，纱眼内筛药患上，用后单油膏药盖之，一日一换自效。男子、妇人咽烂者，灵药一钱，加人中白二分，研细吹之，日用三次，内服不二散，其疼即止，随可饮食。

十香膏（《外科精义》）

治五发、恶疮、结核、瘰疬、疳瘘、疝、痔。

沉香　麝香以上各一钱　木香　丁香　乳香　甘松　白芷　安息香　藿香　零陵香各五钱，同为细末　当归　川芎　黄芪　木通　芍药　细辛　升麻　白蔹　独活　川椒　藁本　菖蒲　厚朴　木鳖子　官桂　商陆根各二两，锉碎　桃仁　杏仁　柏子仁　松子仁各五钱　槐枝　桑枝　柳枝　松枝各二两，锉　没药　轻粉　雄黄　朱砂　云母石　生犀角　乱发灰　白矾灰各二两，另研如粉　真酥　猪脂　羊肾脂各二两　黄丹一斤　清芝麻油三斤

上先于木炭火炼油香熟，下一十六味锉碎药，并四枝、四仁，熬至紫黑色，出火，滤去渣，入脂酥，煎十余沸，再以新绵滤过，油澄清。拭铛令净，再入火上煎油沸，下丹，用湿柳枝作箅子不住搅，熬一日，滴在水中成珠，不散则成也。离火，入十味药末，搅匀。再上火，入云母等粉八味，轻煎令沸，出火，不住搅一食时，于瓷盒内密封收。每用量疮口大小，绯帛上摊贴之。

第十章　消肿剂

外用消肿剂是一类能够使肿胀性皮损消退的外用方剂。属于"八法"中之"消法"的范畴。

【古籍精选】

1. 病证特点

清代《医宗金鉴·外科心法要诀》论述如何"辨肿"："人之气血，周流不息，稍有壅滞，即作肿矣。然肿有虚肿、实肿、寒肿、湿肿、风肿、痰肿，有郁结伤肝作肿，有气肿，有跌仆瘀血作肿，有产后与闪挫瘀血作肿，诸肿形势各异。如虚者，漫肿；实者，高肿；火肿者，色红皮光，焮热僵硬；寒肿者，其势木硬，色紫黯青；湿肿者，皮肉重坠，深则按之如烂棉，浅则起光亮水疱，破流黄水；风肿者，皮肤拘皱不红，其势宣浮微热微疼；痰肿者，软如绵，硬如馒，不红不热；郁结伤肝作肿者，不红不热，坚硬如石棱角，状如岩凸；气肿者，以手按之，皮紧而内软，遇喜则消，遇怒则长，无红无热，皮色如常；跌仆瘀血作肿者，暴肿大热，胖胀不红；产后与闪挫瘀血作肿者，瘀血久滞于经络，忽发则木硬不热微红，若脓已成而将溃者，其色必紫。诸肿形状如此，不可一概而论也。"

2. 治疗要点

明代《外科正宗》论述"肿疡治法"："初起知痛或不痛，起发或不发，毋论阴阳表里、日数远近，但未见脓者，俱宜灸之。既

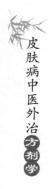

灸不知痛痒，明灸之。焮肿发热，疼痛有时，脉来浮数，无便秘者，宜药托之。身体拘急，脉紧恶寒，饮热就暖者，邪在表也，宜汗之。肿硬痛深，口干便秘，身热脉实者，邪在里也，宜下之。焮痛势甚，烦躁饮冷，舌干口燥者，火在上也，宜清之。肿痛坚硬，背如负石，恶心干呕，邪毒在内，解毒拔之。肿痛日深，内脓不出，瘀肉涂塞疮口者，急宜开割之。软漫不作脓及不腐溃者，阳气虚也，壮脾胃、助阳气。身凉自汗，手足并冷，六脉虚细，便泄阳脱也，急温之。"

【方剂综述】

1. 适用病证

外用消肿剂主要适用于治疗发生肿胀性皮损的皮肤病证。

（1）发生肿胀性皮损的皮肤病的主要表现：以阴肿（急性女阴溃疡、外阴血管性水肿）为例，清代《外科证治全书》记载："阴肿，阴户忽然肿而疼痛，由肝脾伤损，湿热下注。肝伤而翻突，如饼如鸡冠，或溃烂。"

（2）肿胀性皮损的辨证：患处皮肤鲜红肿胀，灼热疼痛，辨证为毒热肿胀。患处皮肤暗红肿胀，局部发凉，辨证为寒邪肿胀。患处皮肤色红肿胀，按之可凹或糜烂渗出，辨证为湿毒肿胀。患处皮肤肿胀，颜色正常，消退较快，不留痕迹，辨证为风邪肿胀。患处皮肤色紫红或暗红，触之发硬，固定不移，辨证为气滞血瘀肿胀。

2. 方剂分析

本章共选用外用消肿剂5首，其中经典方1首（葱归溻肿汤），应用方1首（升麻溻肿汤），备用方2首（溻肿汤、溻肿升麻汤），古籍原方1首（独胜膏）。

5首外用方剂中包括2种剂型，其中水剂4首（葱归溻肿汤、升麻溻肿汤、溻肿汤、溻肿升麻汤），鲜药1首（独胜膏）。

（1）消肿剂的主要分类：消肿剂主要可分为5类。

①清热消肿类：主要治疗因毒热引起的皮肤肿胀，代表方剂在本章为溻肿升麻汤。

②温通消肿类：主要治疗因寒邪引起的皮肤肿胀，代表方剂在本章为独胜膏。

③除湿消肿类：主要治疗因湿毒引起的皮肤肿胀，代表方剂在本章为葱归溻肿汤。

④驱风消肿类：主要治疗因风邪引起的皮肤肿胀，代表方剂在本章为升麻溻肿汤。

⑤散瘀消肿类：主要治疗因气滞血瘀引起的皮肤肿胀，代表方剂在本章为溻肿汤。

（2）消肿剂的药物选择：本章所选的5首外用消肿剂基本上反映了外用消肿剂的5种主要类型。各方剂之君药代表该方的关键作用，介绍于下。

①芒硝：咸、苦，大寒，可清热泻火、软坚消肿。《得配本草》记载："荡涤三焦肠胃之实热，消除胸膈壅淤之痰痞……得水调，涂火焰丹毒。"在治疗毒热引起的皮肤肿胀的外用代表方剂溻肿升麻汤中作为君药。

②大蒜：辛，温，可祛寒除湿、消肿驱虫。《本草求真》记载："其气熏烈，能通五脏，达诸窍，去寒湿，辟邪恶，消痈肿。"在治疗寒邪引起的皮肤肿胀的代表方剂独胜膏中作为君药。

③独活：苦、辛，微温，可除湿祛风、通痹止痛。《本草纲目》指出："治风寒湿痹，酸痛不仁……散痈疽败血。"在治疗湿毒引起的皮肤肿胀的外用代表方剂"葱归溻肿汤"中作为君药。

④升麻：辛、微甘，微寒，可散风解毒、发表透疹。《汤液本草》认为："能解肌肉间热……风肿诸毒"。在治疗风邪引起的皮肤肿胀的外用代表方剂升麻溻肿汤中作为君药。

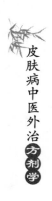

⑤干漆：苦、辛、咸，气温，有毒，可破血散瘀、消肿杀虫。《本经逢原》曰："削年深坚结之积滞，破日久凝结之瘀血，斯言尽干漆之用矣。"在治疗气滞血瘀引起的皮肤肿胀的外用代表方剂溻肿汤中作为君药。

第一节　经典方

葱归溻肿汤（《医宗金鉴·外科心法要诀》）

【组成】独活三钱（10g）　白芷三钱（10g）　葱头七个　当归三钱（10g）　甘草三钱（10g）

【制法】上五味，以水三大碗煎至汤醇，滤去渣。

【用法】以绢帛蘸汤热洗，如温再易之，每日2次。

【功效】除湿解毒，理血消肿。

【主治】痈疽疮疡，初肿将溃之时，用此汤洗之，以疮内热痒为度。

【方解】方中独活苦、辛，微温，可除湿祛风、通痹止痛。《本草纲目》记载："治风寒湿痹，酸痛不仁……散痈疽败血。"为本方之君药。

当归甘、辛，温，《本经逢原》认为："其功专于破恶血，养新血，润肠胃，荣筋骨，泽皮肤，理痈疽，排脓止痛，盖血壅而不流则痛。当归甘温，能和营血，辛温能散内寒，使气血各有所归。"《本草崇原》记载："治温疟寒热洗洗在皮肤中者，助心主之血液从经脉而外充于皮肤，则温疟之寒热洗洗然，而在皮肤中者，可治也……治诸恶疮疡者，养血解毒也。治金疮者，养血生肌也"。当归理血解毒，为本方之臣药。葱头辛、平，《本草纲目》指出："皆取其发散通气之功，通气故能解毒及理血病。气者血之帅也，气通则血活矣。"还记载："一切肿毒：葱汁渍之，日四五度。"葱头发散通气，亦为本方之臣药。

白芷气温，味大辛，《汤液本草》记载："破宿血，补新血。乳痈发背，一切疮疥，排脓止痛生肌。"为本方之佐药。甘草甘平，可清热解毒、调和诸药，为本方之使药。

以上诸药配合，共奏理血解毒、消肿排脓之功。

【方歌】葱归溻肿洗诸毒，初起将溃用之宜，洗至热痒斯为度，独芷葱归甘草俱。（《医宗金鉴·外科心法要诀》）

第二节　应用方

升麻溻肿汤（《外科精义》）

【组成】升麻　黄芪　防风　川芎　生地黄　细辛以上各等分

【制法】上药共切碎，每用药二两，加水二升，煎十沸，备用。

【用法】药液稍热时淋溻患处，每日 2 次。

【功效】驱风消肿，理气活血。

【主治】风肿者，皮肤拘皱不红，其势宣浮微热微疼。例如赤白游风等。（注：与"白游风"类似的主要有血管性水肿）

【方解】方中升麻辛、微甘，微寒，可散风解毒、发表透疹。《汤液本草》记载："能解肌肉间热……风肿诸毒。"为本方之君药。黄芪气温、味甘，"主痈疽久败疮，排脓止痛，大风癫疾"（《汤液本草》）；防风性温、味甘辛，治风通用，"黄芪得防风，其功愈大"（《汤液本草》）。黄芪与防风共为本方之臣药。川芎辛温，可驱风止痛、理气活血；生地黄甘寒，可清热凉血，二者共为佐药。细辛气温、味大辛，可祛风散寒、通窍止痛，为本方之使药。诸药合用，共奏驱风消肿、理气活血之功。

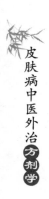

第三节　备用方

溻肿汤（《外科理例》）

【组成】甘草　干漆各三两（各90g）　黄芩　当归　生地黄　川芎各二两（各60g）　龟甲五两（150g）

【制法】上药用水数碗煎良久，去渣，留取药液，备用。

【用法】溻洗患处，每日2次。

【功效】活血化瘀，消肿止痛。

【主治】妇人阴户生疮，或肿，或痛，或脓水淋漓。

溻肿升麻汤（《外科精义》）

【组成】升麻　芒硝　黄芩　漏芦　栀子仁　蒴藋各等分

【制法】上药切碎，每次用药二两，加水三升，煎十沸，去渣，留取药液，备用。

【用法】用帛或纱布蘸取药液溻溃肿处，每日2次。

【功效】清热解毒，燥湿消肿。

【主治】痈疽肿痛。

第四节　古籍原方

独胜膏（《外科正宗》）

独胜膏来最散寒，冻风冻耳一般安，六月每逢三六日，搽之冬冻不相干。

治冻风、冻跟、冻耳，每逢冬寒则发。

六月初六、十六、二十六日，用独蒜捣膏，日中晒热，在于遇冬所发之处擦之，忌下汤水，一日共擦三次，不发。

《医宗金鉴·外科心法要诀》中外用独胜膏主治冻疮："由触犯严寒之气，伤及皮肉着冻，以致气血凝结，肌肉硬肿，僵木不知痛痒。即在着冻之处垫衣揉搓，令气血活动；次用凉水频洗觉热，僵木处通活如故则已……亦有经年不愈者，用独胜膏敷之甚效。"

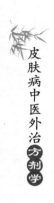

第十一章　退斑剂

　　外用退斑剂是一类能够减轻或消退皮肤上色素异常的外用方剂。属于"八法"中之"消法"的范畴。

【古籍精选】

1. 病证特点

　　（1）黧黑斑：明代《外科正宗》记载："黧黑斑者，水亏不能制火，血弱不能华肉，以致火燥结成斑黑，色枯不泽。"

　　（2）面尘：清代《外科证治全书》记载："面色如尘垢，日久煤黑，形枯不泽。或起大小黑斑，与面肤相平。由忧思抑郁，血弱不华。"

　　（3）黑子：清代《外科大成》记载："黑子，痣名也。由肾气浊滞于阳分，阳气束结而成也。"

　　（4）紫白癜风：清代《外科备要》记载："俗名汗斑，有紫白二种，紫因血滞，白因气滞。"

　　其他还有雀斑、白驳风、疬疡风、紫癜风、乌白癜、面生黑斑等。

2. 治疗要点

　　（1）斑疹：明代《外科理例》记载："（斑疹）脉浮者，消风为主；脉浮数者，祛风清热；脉数，按之沉实者，解表攻里。"

　　（2）黧黑斑：明代《外科正宗》记载："朝服肾气丸以滋化源，早晚以玉容丸洗面斑上，日久渐退。兼戒忧思、动火、劳伤等件。"

（3）黑子：清代《外科大成》记载："用针挑损，搽四白散，纸封之，三四日自脱。用贝叶膏，或莹珠膏生肌。"

（4）紫白癜风：清代《外科备要》记载："初起俱服万灵丹汗之，次常服胡麻丸清散之。外用密陀僧散擦患处，令出汗，风湿自解。"

【方剂综述】

1. 适用病证

外用退斑剂主要适用于治疗发生皮肤色素异常的皮肤病证。

（1）发生皮肤色素异常的皮肤病的主要表现：以白驳风（白癜风）、雀斑为例。

①白驳风（白癜风）：清代《医宗金鉴·外科心法要诀》记载："此证自面及颈项肉色忽然变白，状类癜点，并不痒痛，由风邪相搏于皮肤，致令气血失和。"

②雀斑：清代《医宗金鉴·外科心法要诀》记载："生于面上，其色淡黄，碎点无数。由火郁于孙络之血分，风邪外搏，发为雀斑。"

（2）皮肤色素异常的辨证

①白斑：若斑色乳白，境界清或不清，且病程短，皮疹不断发展者，多为气血失和、风邪袭腠所致。若斑色纯白，境界清楚，斑内毛发亦变白，病程长者，多为肝肾不足所致。若点、片白褐相间，夏季及多汗区易发生的，则为风湿虫邪搏于肌肤所致。

②黑斑：若斑色灰褐，多为肝郁气滞，郁久化火，灼伤阴血所致，同时可见肝郁之征。若斑色灰黑或暗黑，则为肾阴不足，水少火盛，火郁孙络；或由肾阳不足，水气上溢所致。同时可见阴虚证或阳虚证。

2. 方剂分析

本章共选用了外用退斑剂 10 首，其中经典方 1 首（玉容散），

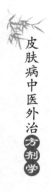

应用方2首（玉肌散、雄蛇散），备用方5首（摩风膏、时珍正容散、硫黄膏、玉容丸、大黑神膏），古籍原方2首（雌雄四黄散、玉容肥皂）。

10首外用方剂中包括4种剂型，其中散剂5首（玉容散、玉肌散、雄蛇散、时珍正容散、雌雄四黄散），软膏3首（摩风膏、硫黄膏、大黑神膏），丸剂1首（玉容丸），肥皂剂1首（玉容肥皂）。

（1）退斑剂的主要分类：本章10首外用退斑剂可分为以下4类。

①退黑斑类：主要治疗皮肤病有色素沉着者，例如面尘、黧黑斑、雀斑、乌癞等。代表方剂为玉容散、玉肌散、玉容丸、时珍正容散（治疗面尘、黧黑斑、雀斑等）以及大黑神膏（治疗乌癞等）。

②退白斑类：主要治疗皮肤病有色素脱失或色素减退者，例如白癜风等。代表方剂为摩风膏。

③退紫斑类：主要治疗皮肤病皮损呈紫红色者，例如紫癜风等。代表方剂为硫黄膏。

④退杂色斑类：治疗皮肤病皮损呈杂色者，例如紫白癜风、疬疡风等。代表方剂为雌雄四黄散（治疗紫白癜风等）、雄蛇散（治疗疬疡风等）以及玉容肥皂（去白斑、黑点、白癣、诸般疮痕，令人面色好）。

（2）退斑剂的药物选择

根据类比选药的方法，"以色治色"是选择退斑药的重要思路之一。黑色的皮损可以外用白色的药物治疗，是中医传统选择外用退黑斑药的方法。分析本章5首退黑斑方剂（玉容散、玉肌散、玉容丸、时珍正容散、玉容肥皂）中白色药物的应用情况，对临方调配时选择外用退黑斑药有一定启发。5首退黑斑方剂中主要使用了白色药物9种，即白僵蚕、白及、白蔹、白附子、白芷、白蒺藜、白丁香、白梅肉以及天花粉，其中白芷使用最多（4首），其次为白僵蚕、白及、白蔹、白附子（各3首），白蒺藜、白丁香、白梅肉以及天花粉仅各有1首退斑剂使用。这一结果提示：根据传统经验，制定退黑斑方剂选择白色药物时可以首选白芷，常选白僵蚕、白及、白蔹、白附子。

第一节　经典方

玉容散（《外科证治全书》）

【组成】甘松　山柰　茅香各五钱（各15g）　白僵蚕　白及　白蔹　白附子　天花粉　绿豆粉各一两（各30g）　防风　零陵香　藁本各三钱（各10g）　肥皂三钱去皮弦（10g）　香白芷（一两）（30g）

【制法】上药共研为细末。

【用法】每用少许，放手心内，以水调浓搽搓面上，良久再以水洗面，早晚日用2次。

【功效】消斑美白，芳香养颜。

【主治】面尘（瑞尔黑变病）、黧黑斑（黄褐斑）、雀斑等。

《外科证治全书》中外用玉容散主治疾病举例：

（1）面尘："面色如尘垢，日久煤黑，形枯不泽。或起大小黑斑，与面肤相平。由忧思抑郁，血弱不化。外用玉容散，每早晚蘸以洗面。内宜疏胆气兼清肺，加味归脾汤送六味地黄丸主之。"（注：与"面尘"类似的主要有瑞尔黑变病等）

（2）雀斑："生面部，碎点无数，其色淡黄或淡黑，乃肾水不荣于上，浮火滞结而成。内宜服六味地黄丸，以滋化源。外用玉容散，早晚擦洗自愈。"

【方解】方中白芷气味辛温，《本草崇原》认为："土主肌肉，金主皮肤，白芷得阳明金土之气，故长肌肤。面乃阳明之分部，阳气长，则其颜光，其色鲜，故润泽颜色。白芷色白，作粉如脂，故

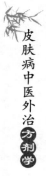

可作面脂。"因此白芷为本方之君药。

白僵蚕色白，味咸、辛，气平，"灭黑黯及诸疮瘢痕，面色令好"（《本草蒙筌》）；白及色白，气味苦平，《本草纲目》记载：主治"面上奸疱，令人肌滑"；白蔹色白，苦、甘、辛，微寒，《本经逢原》曰："白蔹性寒解毒，敷肿疡疮，有解散之力，以其味辛也"；白附子色白，味甘、辛，气温，《本草蒙筌》认为："治面上百病，可作面脂"；天花粉色白，气味苦寒，《本草纲目》记载："用根作粉，洁白美好"。以上五味药（白僵蚕、白及、白蔹、白附子、天花粉）均为白色，根据类比选药理论的"以色治色"选药方法，一起作为臣药，辅助君药白芷加强洁白皮肤的治疗作用。

甘松芳香，气平，味甘，温，治黑皮黯黷，风疳齿䘌；山柰辛温，气味芳香，《本草求真》记载："治妇人头屑，用山柰、甘松香、零陵香各一钱，樟脑二分，滑石半两，为末，夜擦。且篦去"；茅香苦、温，气味芳香，作浴汤，辟邪气，令人身香；零陵香甘、平，气味芳香，《本草纲目》记载："零陵香：主恶气疰心腹痛满，下气，令体香，和诸香作汤丸用。"《本草求真》记载："香铺用以作料甚多（有妇人用此浸油省头）。是亦众香中之不可缺也矣"；藁本苦、微温，气味芳香，《汤液本草》记载："长肌肤，悦颜色，辟雾露，润泽……与白芷同作面脂药治疗。"以上五味药（甘松、山柰、茅香、零陵香、藁本）均为香草，根据类比选药理论的"芳香化浊"选药方法，一起作为佐药，佐助君药白芷加强光鲜皮肤的治疗作用。

绿豆粉甘、凉、平，"治发背痈疽疮肿，及汤火伤灼。痘疮湿烂不结痂疕者，干扑之良"（《本草纲目》），以为本方之佐药。防风甘、温，《神农本草经百种录》记载："主大风，头眩痛，恶风风邪，风病无不治也。"亦为本方之佐药。

肥皂（肥皂荚）气味辛温，"其力能涤垢除腻……能澡身洗面，及疗无名痈肿"（《本草求真》）。本药可直接作用于皮肤而起到清洁作用，故为本方之使药。

以上诸药协同，共奏消斑美白、芳香养颜之功。

【方歌】玉容散退黧黑斑，白及蔹附芷僵蚕，甘松奈风茅陵香，花绿粉蕈皂擦面。

第二节　应用方

玉肌散（《外科正宗》）

【组成】绿豆半升　滑石　白芷　白附子各二钱（各6g）

【制法】上药共研为细末。

【用法】每次用3匙，早晚洗面时汤调洗患处。

【功效】退斑美白，散风止痒。

【主治】雀斑、白屑风（脂溢性皮炎）、肺风酒刺（痤疮、酒齄鼻）等。

《外科正宗》中外用玉肌散主治白屑风："白屑风多生于头、面、耳、项、发中，初起微痒，久则渐生白屑，叠叠飞起，脱之又生。此皆起于热体当风，风热所化。治当消风散，面以玉肌散擦洗；次以当归膏润之。发中作痒有脂水者，宜翠云散搽之自愈。"（注：与"白屑风"类似的主要有脂溢性皮炎等）

【方解】方中白芷色白，气温，味大辛，《汤液本草》记载："长肌肤，润泽，可作面脂，疗风邪。"故为本方之君药。白附子色白，辛、甘，大温，《本草纲目》记载："疥癣风疮，阴下湿痒，头面痕，入面脂用。"故为本方之臣药。绿豆味甘气寒，"厚肠胃，润皮肤，和五脏"（《本草求真》），为本方之佐药。滑石甘寒，最白腻，"上能利毛腠之窍，下能利精溺之窍"（《本草求真》），为本方之使药。以上四味药相互配合，共奏退斑美白、散风止痒之效。

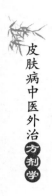

雄蛇散（《外科证治全书》）

【组成】 雄黄一钱（3g）　蛇蜕一条，煅存性

【制法】 上药共研为细末。

【用法】 用麻油调药末如稀糊状，涂敷于患处，每日2次。

【功效】 解毒驱风消斑。

【主治】 疬疡风（花斑癣、融合性网状乳头瘤病）等。

《外科证治全书》中外用雄蛇散主治疬疡风："多生于颈项胸腋之间，其色紫白，点点相连成片如糙皮，却不蔓延，亦无痛痒。由邪风入于肌肤，居久不散而成。用加味二陈汤加荆芥、防风、蝉衣各二钱，川芎一钱，酒水各半煎服。外以荆芥煎汤洗之，敷雄蛇散即愈。"（注：与"疬疡风"类似的主要有花斑癣、融合性网状乳头瘤病等）

【方解】 方中雄黄辛、温，有毒。《本草纲目》认为："主疥癣风邪，癫痫岚瘴，一切虫兽伤。"因本药解毒杀虫力强，故为本方之君药。蛇蜕咸、甘，平，《汤液本草》记载治疗"疬疡、白癜风""一皆风毒袭于经中之象"。其入药有四义，一能辟恶，取其性灵也，故治邪辟、鬼魅、蛊疟诸疾；二能驱风，取其性窜也，故治惊痫瘫驳、偏正头风、喉舌诸疾；三能杀虫，故治恶疮、痔漏、疥癣诸疾，用其毒也；四有蜕义，故治眼目翳膜，胎衣不下，皮肤之疾，会意以从其类也"（《本草求真》），故蛇蜕为本方之臣药。本方药少力专，二药配合，共奏解毒驱风消斑之功。

第三节　备用方

摩风膏（《证治准绳·疡医》）

【组成】 附子　川乌头　防风各二两（各60g）　凌霄花　蹢躅

花 露蜂房各一两（各30g） 猪脂三斤（1500g）

【制法】上件细锉。用猪脂三斤煎炼，看药黄焦，去渣候冷，收瓷盒中，备用。

【用法】蘸取适量药膏在皮损处摩擦或按摩，每日2次。

【功效】解毒驱风，理血消斑。

【主治】白癜风等。

时珍正容散（《医宗金鉴·外科心法要诀》）

【组成】猪牙皂角 紫背浮萍 白梅肉 甜樱 桃枝各一两（各30g）

【制法】上药焙干，兑鹰粪白三钱（10g），共研为细末。

【用法】每日早晚用少许，放在手心内，用水调浓，搓面上，良久，以温水洗面。

【功效】散风消斑，理血养颜。

【主治】雀斑等。

《医宗金鉴·外科心法要诀》中外用时珍正容散主治雀斑："生于面上，其色淡黄，碎点无数，由火郁于孙络之血分，风邪外搏，发为雀斑。宜常服犀角升麻丸，并治一切粉刺、酒刺、黯黵、靥子等证。外用时珍正容散，早晚洗之，以泽其肌，久久自愈。"

硫黄膏（《证治准绳·疡医》）

【组成】硫黄 白矾并细研，各一两（各30g） 硇砂细研 白附子各半两（各15g） 附子 雄黄细研，各七钱半（各23g） 蛇蜕一条 清油四两（120g） 黄蜡二两（60g）

【制法】上药共为细末，再研令匀，备用。将清油煎三五沸，然后下蜡搅匀，再加入药末混匀成膏。

【用法】每次取适量药膏涂敷于患处，每日3次。

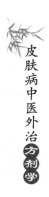

【功效】燥湿解毒，散风消斑。

【主治】紫癜风（扁平苔藓）等。

玉容丸（《外科正宗》）

【组成】甘松　山奈　细辛　白芷　白蔹　白及　防风　荆芥　僵蚕　山栀　藁本　天麻　羌活　独活　陀僧　枯矾　檀香　川椒　菊花各一钱（各3g）　红枣肉七枚

【制法】以上群药共为细末，用去净弦膜肥皂一斤，同捶作丸，如秋冬加生蜜五钱（15g），如皮肤粗槁加牛骨髓三钱（10g）。

【用法】每日早晚洗患处。

【功效】消斑美白，散风养颜。

【主治】雀斑、鼾黑斑（黄褐斑）等。

《外科正宗》中外用玉容丸主治女人面生鼾黑斑："鼾黑斑者，水亏不能制火，血弱不能华肉，以致火燥结成斑黑，色枯不泽，朝服肾气丸以滋化源，早晚以玉容丸洗面斑上，日久渐退。兼戒忧思、动火、劳伤等件。"（注：与"鼾黑斑"类似的主要有黄褐斑等）

大黑神膏（《证治准绳·疡医》）

【组成】川乌头　芎䓖　川升麻　防己去皮　黄柏　藜芦　黄连　白矾细研　雄黄　雌黄并细研　胡粉各半两，研（各15g）　巴豆　杏仁各十四粒　松脂　乱发各如鸡子大

【制法】上药（除雄黄、雌黄、胡粉、白矾外）锉如大豆粒大小。用猪脂二升并药同煎，以乱发消尽为度。绵滤去渣，后入雄黄、雌黄、胡粉、白矾，搅匀，收入瓷器中。

【用法】每用涂于疮上，一日至夜三次涂之，每次以热盐汤洗过，然后更涂之。药勿令入口、眼。

172

【功效】解毒燥湿，收敛消斑。

【主治】乌癞，及诸癞遍身生疮，及多脓血。

第四节　古籍原方

雌雄四黄散（《外科正宗》）

雌雄散用石硫黄，川槿皮同白附当，还有雌黄饶不得，管教癞症一时光。

治紫白癜风，皮肤作痒，日渐开大，宜用此搽之。

石黄　雄黄　硫黄　白附子　雌黄　川槿皮各等分

上为细末，紫癜醋调，用竖槿木毛头蘸药擦患上；白癜用姜切开蘸药擦之，擦后三日忌下汤水。戒食鸡鹅羊肉、煎炒、海腥、火酒等件，不复发。

玉容肥皂（《疡医大全》）

去白瘢、黑点、白癣、诸般疮痕，令人面色好。

白芷　白附子　白蒺藜　白僵蚕　白及　白丁香　甘松　草乌杏仁　绿豆粉各一两　儿茶三钱　密陀僧　樟脑各五钱　白蔹　山奈猪牙皂各四钱　肥皂去裹外皮筋并子，只取净肉一茶盅　轻粉三钱

先将肥皂肉捣烂入鸡子清和，晒去气息，将各药末同肥皂鸡子清和丸，擦面。

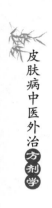

第十二章　止痒剂

外用止痒剂是一类能够消除或减轻皮肤瘙痒的外用方剂。瘙痒是皮肤病的最主要自觉症状，常影响患者的睡眠与工作。因此，如何迅速止痒往往是患者最迫切的要求，而外用止痒剂如果使用得当，每可取得比内服药更迅捷的疗效。

【古籍精选】

1. 病证特点

清代《医宗金鉴·外科心法要诀》记载："痒属风，亦各有因。凡肿疡初起，皮肤作痒者，为风热相搏。溃后作痒者，轻由脓沤，甚由疮口冒风，故突起疙瘩，形如小米。抓破之后津水者，是脾湿；津血者，是脾燥。若将敛作痒者，缘初肿时肌肉结滞，气血罕来，及至将敛，气血渐充，助养新肉，故痒也。然必痒若虫行，方称美疾。他如疥癣作痒皆属风淫，勿视为一类也。"

2. 治疗要点

清代《外科大成》指出："诸疮痛痒，皆属于火。又云，风盛则痒。盖为风者，火之标也。凡风热客于皮肤作痒起粟者，治宜疏风，如换肌丸、苦参丸等。若风热内淫，血虚作痒者，又当凉血润燥，如逍遥散、柴胡汤之类也。"

【方剂综述】

1. 适用病证

外用止痒剂主要适用于治疗瘙痒明显的皮肤病证。

（1）以瘙痒为特点的皮肤病的主要表现：以痒风（皮肤瘙痒症）、粟疮（痒疹）为例。

①痒风（皮肤瘙痒症）：《外科证治全书》记载："遍身瘙痒，并无疮疥，搔之不止。肝家血虚，燥热生风。"

②粟疮（痒疹）：《医宗金鉴·外科心法要诀》记载："凡诸疮作痒，皆属心火。火邪内郁，表虚之人感受风邪，袭入皮肤，风遇火化作痒，致起疮疡形如粟粒，其色红，搔之愈痒，久而不瘥，亦能消耗血液，肤如蛇皮。"

（2）皮肤病瘙痒的主要表现

①风痒：迅发速消，时作时休，流窜不定，遍及全身。皮疹多为风团或干性丘疹、脱屑及抓痕。

②热痒：痒痛相间或觉灼痒，遇热加重。皮疹为潮红灼热，丘疹成片，搔破出血。

③湿痒：病程缠绵，部位限局，多在下部。皮疹为水疱、糜烂、渗出，日久可见苔藓化等。

④燥痒：在秋冬之际燥邪外侵，或老年人气血不足而肌肤失养所致。皮疹干燥、泛发，出现脱屑、皲裂、苔藓化，伴抓痕。

⑤虫痒：有接触史，痒痛有明显边界，夜间尤甚，痒若虫行。皮疹为丘疹、水疱、抓痕或结节等。

⑥虚痒：病程日久，昼轻夜甚，泛发全身。皮疹为干燥、脱屑、色素沉着、抓痕或肥厚角化、皲裂等。可为血虚生风或肝肾阴虚所致。

⑦瘀痒：皮疹以暗红色坚实结节或丘疹为主，痒感发作时需抓破皮疹致出血方可。多为顽湿或瘀血聚集所致。

2. 方剂分析

本章共选用了外用止痒剂9首，其中经典方1首（溻痒汤），应用方2首（藜芦膏、止痒杀虫汤），备用方5首（蛇床子汤、金

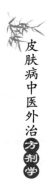

银散、狼毒膏、枯矾散、乌蛇膏），古籍原方1首（银杏散）。

9首外用方剂中包括3种剂型，其中水剂3首（溻痒汤、止痒杀虫汤、蛇床子汤），散剂4首（金银散、狼毒膏、枯矾散、银杏散），软膏2首（藜芦膏　乌蛇膏）。

（1）止痒剂的主要分类

①祛风止痒剂：以外用祛风止痒药为主药，适合于治疗风盛作痒。主要表现为痒无定处，皮肤发生丘疹、脱屑等。

②清热止痒剂：以外用清热止痒药为主药，适合于治疗热盛作痒。主要表现为痒痛相兼，皮肤潮红、灼热等。

③除湿止痒剂：以外用除湿止痒药为主药，适合于治疗湿盛作痒。主要表现为瘙痒缠绵，皮肤发生水疱、糜烂等。

④杀虫止痒剂：以外用杀虫止痒药为主药，适合于治疗虫邪作痒。主要表现为痒痛有明显边界，多数部位固定。

⑤润肤止痒剂：以外用润肤止痒药为主药，适合于治疗燥邪或阴血虚作痒。主要表现为瘙痒夜甚，皮肤干燥、粗糙等。

⑥逐瘀止痒剂：以外用逐瘀止痒药为主药，适合于治疗瘀滞作痒。主要表现为痒感发作时需抓破皮疹致出血方可，皮肤发生暗红色坚实结节或丘疹等，多为顽湿或瘀血聚集所致。

以上是基本方剂，临床还可见到两种或更多的因素所致瘙痒，则需两种或更多的基本方剂临方调配应用（注意分清主次），以使临证方剂更符合某一患者的个体情况，以取得更好的疗效。

例如，本章中经典方溻痒汤，就是针对虫邪作痒与湿盛作痒两种因素而制定的杀虫除湿止痒剂，二者比较又以杀虫为主，故溻痒汤以"杀虫方中为最要药"的鹤虱为君药，以"燥湿止痒力强"的苦参为臣药。

（2）止痒剂的药物选择：主要根据类比选药的方法。

①祛风止痒剂：主要与内治之药类比选药。例如乌蛇、防风内

治有祛风作用，外治与其类比则用作祛风止痒药。本章乌蛇膏中用了乌蛇、防风。

②清热止痒剂：主要与内治之药类比选药。例如石膏内治有清热作用，外治与其类比则用作清热止痒药。本章枯矾散中用了石膏。

③除湿止痒剂：部分与内治之药类比选药，部分与中药的各种性能类比选药。苦参、地肤子、威灵仙等内治均为除湿止痒之品，外治与其类比则用作除湿止痒药；本章渴痒汤、藜芦膏、止痒杀虫汤、蛇床子汤中均用了苦参。枯矾则因为具有局部收敛燥湿的性能而外用作除湿止痒药；本章藜芦膏、狼毒膏、枯矾散中均用了枯矾。

④杀虫止痒剂：主要与中药的各种性能类比选药。蛇床子、狼毒、雄黄、银朱、轻粉外用有杀灭虫邪的性能，故可用作杀虫止痒药。本章渴痒汤、止痒杀虫汤、蛇床子汤、狼毒膏中均用了蛇床子；渴痒汤、狼毒膏中均用了狼毒；藜芦膏、银杏散中均用了雄黄；枯矾散、银杏散中均用了轻粉；金银散中用了银朱。

第一节　经典方

渴痒汤（《外科大成》）

【组成】鹤虱一两（30g）　狼毒　苦参　归尾　威灵仙　蛇床子各五钱（15g）

【制法】用河水十碗，放入群药，煎数滚，滤去渣，贮盆内，备用。

【用法】乘热先熏，待温，投公猪胆汁二三枚，和匀洗之，每日1次。

【功效】杀虫解毒，燥湿止痒。

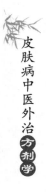

【主治】 阴蚀（急性女阴溃疡）等。

《医宗金鉴·外科心法要诀》中外用濡痒汤主治阴蚀："阴器外生疙瘩，内生小虫作痒者，名为阴蚀，又名䘌疮，由胃虚积郁所致。宜四物汤加石菖蒲、龙胆草、黄连、木通服之；若寒热与虚劳相似者，虫入脏腑也，宜逍遥散吞送芦荟丸，早晚各一服，外以濡痒汤熏洗，次以银杏散塞入阴中，杀虫止痒。"（注：与"阴蚀"类似的主要有急性女阴溃疡等）

【方解】 方中鹤虱苦、平，有小毒，能杀虫追毒，《本草纲目》记载："鹤虱，杀虫方中为最要药"。本方主治因为虫邪所致的瘙痒，故重用鹤虱为君药。

狼毒辛、平，有大毒，可以毒攻毒，"破积聚痰癖瘕症，去恶疮鼠瘘疽蚀"（《本草蒙筌》），为本方之臣药。苦参气寒、味苦，燥湿止痒力强，《本草蒙筌》记载："扫遍身痒疹……除痈肿，杀疥虫。破症瘕，散结气。"也为本方之臣药。

威灵仙味苦，气温，《本草蒙筌》记载："散爪甲皮肤风中痒痛，利腰膝踝湿渗冷疼。盖性好走，能通行十二经，为诸风湿冷痛要药也。"故为本方之佐药。蛇床子味苦、辛，《本草崇原》认为："主治男子阴痿湿痒，妇人阴中肿痛，禀火气而下济其阴寒也。除痹气，利关节，禀火气而外通其经脉也。"也为本方之佐药。

当归气温，味辛、甘，"头能破血，身能养血，尾能行血"（《汤液本草》），"治风先治血，血行风自灭"，本方中加入归尾，有助于加强散风止痒之效。《本草崇原》指出：当归"治温疟寒热洗洗在皮肤中者，助心主之血液从经脉而外充于皮肤，则温疟之寒热洗洗然，而在皮肤中者，可治也。"故用归尾亦有引经的使药作用。全方诸药协同，共奏杀虫止痒、解毒燥湿之功。

【方歌】 濡痒杀虫疗阴蚀，熬汤熏洗不宜迟，苦参狼毒床归尾，猪胆威灵鹤虱施。（《医宗金鉴·外科心法要诀》）

第二节　应用方

藜芦膏（《医宗金鉴·外科心法要诀》）

【组成】藜芦　苦参各一两（各30g）　　松香一两（30g）　　枯矾末　雄黄末各一两（各30g）　　猪脂油八两（240g）

【制法】用猪脂油将前二味药炸枯，滤去渣；入松香，溶化开；离火，再加枯矾末、雄黄末，搅匀成膏，备用。

【用法】涂敷于患处，每日1次。

【功效】杀虫止痒，解毒润肤。

【主治】病疮（湿疹、掌跖脓疱病）等。

《医宗金鉴·外科心法要诀》中外用"藜芦膏"主治病疮："生于指掌之中，形如茱萸，两手相对而生。亦有成攒者，起黄白脓疱，痒痛无时，破津黄汁水，时好时发，极其疲顽，由风湿客于肤腠而成，以润肌膏擦之。若日久不愈，其痒倍增，内必生虫，治以杀虫为主，用藜芦膏擦之甚效。"（注：与"病疮"类似的主要有湿疹、掌跖脓疱病等）

【方解】方中藜芦味辛、苦，气寒，《本草蒙筌》认为："主头秃疥疡，疗肠癖泻痢。杀诸虫，除蛊毒，去死肌，愈恶痈。"《本草纲目》记载："头风白屑痒甚：藜芦末，沐头掺之，紧包二日夜，避风，效。"藜芦解毒止痒力强，为本方之君药。

苦参气寒，味苦，"逐水除痈肿……疗恶疮，下部䘌"（《汤液本草》），为本方之臣药。

松香苦、甘，温，《本草纲目》记载："煎膏，生肌止痛，排脓抽风。贴诸疮脓血瘘烂。"还记载："阴囊湿痒欲溃者：用板儿松香为末，纸卷作筒。每根入花椒三粒，浸灯盏内三宿。取出点烧，淋下油搽之。"松香生肌止痒止痛，为本方之佐药。枯矾酸、寒，《本

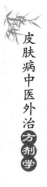

草纲目》记载："燥湿解毒追涎，止血定痛，食恶肉，生好肉，治痛疽疔肿恶疮。"还记载："阴汗湿痒：枯矾扑之。"亦为本方之佐药。雄黄味苦，性平、寒，有毒，《汤液本草》记载："主寒热鼠瘘恶疮，疽痔死肌。疗疥虫蜃疮。""伤寒狐惑，虫蚀下部，痛痒不止：雄黄半两，烧于瓶中，熏其下部"（《本草纲目》）。雄黄解毒止痒，亦为本方之佐药。

猪脂油甘、微寒，悦皮肤，作手膏，不皲裂，作为基质，为本方之使药。

以上诸药相合，共奏杀虫止痒、解毒润肤之功。

止痒杀虫汤（《洞天奥旨》）

【组成】蛇床子一两（30g）　苦参一两（30g）　甘草五钱（15g）白薇五钱（15g）

【制法】用水五碗，放入群药，煎成二碗，贮盆内，备用。

【用法】将阴户内外洗之。另用绫一尺，缝如势一条，将药渣贮于中，乘湿纳于阴之内，三时辰虫尽死矣。

【功效】止痒杀虫，消肿缓痛。

【主治】妇人阴中生疮长虫，痛痒难受。

【方解】方中蛇床子味苦、辛、甘，气平，功能止痒杀虫，《本草蒙筌》记载："治妇人阴户肿疼，温暖子脏；疗男子阴囊湿痒，坚举尿茎……大风身痒难当，作汤洗愈。"蛇床子除湿止痒力强，故为本方之君药。苦参气味苦寒，可燥湿消肿，"苦主下泄，故逐水。苦能清热，故除痈肿"（《本草崇原》），为本方之臣药。白薇气味苦、咸、平，《本草崇原》记载："寒热酸痛，风淫肌腠而涉于经脉矣。白薇禀秋金之气，故治诸风之变证。"为本方之佐药。甘草气平，味甘，"和诸药，相协而不争，性缓，善解诸急"（《汤液本草》），故为本方之使药。以上四味药相互配合，共奏止痒杀虫、消肿缓痛之功。

第三节　备用方

蛇床子汤（《外科正宗》）

【组成】蛇床子　当归尾　威灵仙　苦参各五钱（各15g）

【制法】用水五碗，加入上药，煎数滚后，入盆内。

【用法】趁热先熏患处，待温后浸洗，每日2次。

【功效】清热燥湿，祛风止痒。

【主治】肾囊风湿热为患，疙瘩作痒，搔之作疼。

《外科正宗》中外用蛇床子汤主治肾囊风："肾囊风乃肝经风湿而成。其患作痒，喜浴热汤；甚者疙瘩顽麻，破流脂水，宜蛇床子汤熏洗。"（注：与"肾囊风"类似的主要有阴囊湿疹等）

金银散（《外科证治全生集》）

【组成】硫黄二两（60g）　银朱五钱（15g）

【制法】将硫黄入铜器熔化后，加银朱搅和，离火倒油纸上，冷取研细，贮存备用。

【用法】用白蜜调敷于患处，每日1次。

【功效】杀虫止痒，除湿解毒。

【主治】治恶疮极痒，如破烂烂孔痒极者。

《外科证治全书》中外用金银散主治疥疮："疥证有五，干、湿、沙、虫、脓也，皆由气虚血热、荣卫不清之故。每先从手丫生起，延绕周身，瘙痒无度……至于日久生虫，皆因湿热所化，清其湿热则虫不驱自灭，内服苦参丸，外敷金银散自愈。"

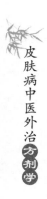

狼毒膏（《医宗金鉴·外科心法要诀》）

【组成】狼毒　川椒　硫黄　槟榔　文蛤　蛇床子　大风子枯白矾各三钱（各10g）

【制法】上药共研为细末。

【用法】用香油一茶盅煎滚，下公猪胆汁一枚，和匀调前药擦患处。每日1次或2次。

【功效】解毒杀虫，除湿止痒。

【主治】肾囊风（阴囊湿疹）等。

《外科备要》中外用狼毒膏主治肾囊风："古名绣球风，由肝经湿热，风邪外袭皮里而成。初起干燥痒极，喜浴热汤，甚起疙瘩，形如赤粟，麻痒，抓破津淫脂水，皮热痛如火燎者，此属里热，内服龙胆泻肝汤，外洗蛇床汤，洗后擦狼毒膏。"（注：与"肾囊风"类似的主要有阴囊湿疹等）

枯矾散（《疡医大全》）

【组成】石膏　轻粉　黄丹各三钱（各10g）　枯白矾五钱（15g）

【制法】上药共研匀。

【用法】用温汤洗净患处后扑撒药粉，每日数次。

【功效】清热燥湿，解毒止痒。

【主治】脚丫痒烂等。

乌蛇膏（《证治准绳·疡医》）

【组成】乌蛇　当归去芦　木鳖子去壳　枳壳去穰　大黄各一两（各30g）　天麻　附子　乌喙　天南星　桂心　细辛去苗　吴茱萸羌活去芦　苍术去粗皮　防风　牛膝　川椒　白芷　白僵蚕　干蝎各半两（各15g）

【制法】上件药并生用锉碎。以头醋半升，拌浸一宿。用腊月猪脂炼成二斤于铫中，入药以慢火煎，看白芷变黄紫色下火，滤去渣令净，入于瓷盒内盛之。

【用法】用手或纱布蘸取药膏后在患处按摩涂擦。每日数次。

【功效】祛风止痒，化瘀消肿。

【主治】风瘾疹（荨麻疹）等。

第四节　古籍原方

银杏散（《疡医大全》）

妇人湿热下注，阴中作痒，或内外生疮。

杏仁去皮、尖　水银铅制　轻粉　雄黄各等分

研细和匀。每用五分，枣肉一枚和丸，用丝绵包裹，留下绵条捻线在外，先用溻痒汤煎洗，将药球纳入阴户，留线在外，如小便取出再入，一日一换，重者用四五枚痊愈，仍宜兼服煎药。

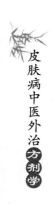

第十三章　缓痛剂

外用缓痛剂是一组能够缓解皮损局部疼痛的外用方剂。

【古籍精选】

1. 病证特点

清代《医宗金鉴·外科心法要诀》记载："痛由不通，然亦种种不一，有轻痛、重痛、虚痛、实痛、寒痛、热痛、脓痛、瘀血凝结作痛、风痛、气痛之别。轻痛者，肌肉皮肤作痛，属浅；重痛者，痛彻筋骨，属深。虚痛者，腹饥则甚，不胀不闭，喜人揉按，暂时可安；实痛者，食饱则甚，又胀又闭，畏人挨按，痛不可言。寒痛者，痛处定而不移，皮色不变，遇暖则喜；热痛者，皮色焮赤，遇冷则欢。脓痛者，憎寒壮热，形势鼓长，按而复起。瘀血凝结作痛者，初起隐隐作痛，微热微胀，将溃则色紫微痛，既溃则不疼。风痛者，走注甚速。气痛者，流走无定，刺痛难忍。诸痛如此，不可不详辨也。"

2. 治疗要点

元代《外科精义》专论止痛法认为："夫疮疽之证候不同，寒热虚实皆能为痛。止痛之法，殊非一端。世人皆谓乳、没珍贵之药可住疼痛，殊不知临病制宜，自有方法。盖热毒之痛者，以寒凉之剂折其热，则痛自止也；寒邪之痛，以温热之药熨其寒，则痛自除矣；因风而痛者，除其风；因湿而痛者，导其湿；燥而痛者润之；塞而痛者通之；虚而痛者补之；实而痛者泻之；因脓郁而闭者开之；恶肉侵溃者引之；阴阳不和者调之；经络秘涩者利之。临机应变，方为上医，不可执方而无权也。"

【方剂综述】

1. 适用病证

外用缓痛剂主要适用于治疗患处疼痛的皮肤病证。

（1）以疼痛为特点的皮肤病的主要表现：以代指（化脓性甲沟炎）为例，《医宗金鉴·外科心法要诀》记载："生于手指甲身内，由经脉血热凝结而成。初起先肿焮热，疼痛应心……痛仍不止，三四日后指甲背面上微透一点黄白色，此系内脓已成但无门溃出。"

（2）皮肤疼痛的主要辨证：得冷则缓，遇热加剧，皮疹鲜红灼热者，辨证为热痛。得热则缓，遇冷加剧，皮疹苍白或紫暗，局部发凉者，辨证为寒痛。痛有定处，皮疹可为胬肉、结节、肿块，色可由红色渐转暗红或青紫者，辨证为瘀痛。

2. 方剂分析

本章共选用外用缓痛剂 5 首，其中经典方 1 首（乳香定痛散），应用方 1 首（止痛生肌散），备用方 2 首（华佗累效散、止痛麻药），古籍原方 1 首（铁粉散）。

5 首外用方剂中包括 2 种剂型，其中散剂 4 首（乳香定痛散、止痛生肌散、华佗累效散、铁粉散），胶液剂 1 首（止痛麻药）。

（1）缓痛剂的主要分类：缓痛剂主要可分为以下 4 类。

①清热缓痛剂：主要治疗因毒热引起的皮肤疼痛。代表方剂在本章为乳香定痛散、止痛生肌散。

②逐寒缓痛剂：主要治疗因寒邪引起的皮肤疼痛。代表方剂在本章为铁粉散。

③化瘀缓痛剂：主要治疗因气滞血瘀引起的皮肤疼痛。代表方剂在本章为华佗累效散。

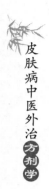

④外用局麻药：代表方剂在本章为止痛麻药。

（2）缓痛剂的药物选择：以两首清热缓痛剂（乳香定痛散、止痛生肌散）为例。两首方剂同样选用的药物是寒水石、滑石。寒水石味辛而咸，气寒，《本草纲目》认为："主治身热，腹中积聚邪气，皮中如火烧。"《本草求真》记载："经验方：小儿丹毒，皮肤热赤。用寒水石半两、白土一分，为末，醋调涂。"寒水石清热泻火、燥湿止痒力强，故为清热缓痛剂中之主药。滑石气寒，味甘，《汤液本草》指出："滑能利窍，以通水道，为至燥之剂。"滑石清热燥湿功著，故也用于清热缓痛剂中。

第一节　经典方

乳香定痛散（《外科理例》）

【组成】乳香　没药各二钱（各6g）　寒水石煅　滑石各四钱（各12g）　冰片一分（0.3g）

【制法】上药共研为细末。

【用法】植物油调药末如糊状，搽敷患处，每日数次。

【功效】清热消肿，理血止痛。

【主治】疮疡溃烂，疼痛不可忍。

【方解】方中乳香味辛、苦，气温，《本草蒙筌》记载："疗诸般恶疮及风水肿毒，定诸经卒痛并心腹急疼。亦入敷膏，止痛长肉。"没药味苦性平，《汤液本草》记载："主破血止痛，疗金疮杖疮，诸恶疮。"李时珍曰："乳香活血，没药散血，皆能止痛消肿生肌，故二药每每相兼而用。"乳香、没药共为本方之君药。

寒水石辛、寒，《本草纲目》记载："主治身热，腹中积聚邪气，皮中如火烧。"寒水石清热力强，为本方之臣药。滑石气寒、味甘，"滑能利窍，以通水道，为至燥之剂"（《汤液本草》），滑石燥湿功著，为本方之佐药。冰片辛、苦、微寒，可通窍散热止痛，为本方之使药。诸药合用，共奏理血止痛、清热消肿之功。

【方歌】乳香定痛消疮肿，寒水滑石湿热清，乳香没药相兼用，冰片加入共止疼。

第二节　应用方

止痛生肌散（《证治准绳·疡医》）

【组成】牡蛎半两（15g），煅研　寒水石煅研　滑石研，各一分（各0.3g）

【制法】上药共研为细末。

【用法】凡用之时，切护爪甲，勿令中风，仍须洗疮令净，然后掺药，薄薄令遍，以软绵帛系之，每日1次。

【功效】清热收敛，止痛生肌。

【主治】灸疮等。

【方解】方中牡蛎气微寒，味咸、平，《汤液本草》记载："止血及盗汗，除风热，定痛。"还记载："牡蛎捣粉粉身，治大人小儿盗汗。和麻黄根、蛇床子、干姜为粉，粉身，去阴汗。"因为本药的清热收敛及定痛作用有利于灸疮等疾病的生肌过程，故为本方之君药。寒水石味辛而咸，气寒，《本草纲目》记载："主治身热，腹中积聚邪气，皮中如火烧。"《本草求真》记载："经验方：小儿丹毒，皮肤热赤。用寒水石半两、白土一分，为末，醋调涂。"寒水石清热泻火、燥湿止痒，为本方之臣药。滑石甘寒，"疗黄疸水肿脚气，吐血衄血，金疮血出，诸疮肿毒"（《本草纲目》），为本方

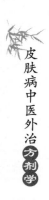

之佐药。全方共奏止痛生肌、清热收敛之功。

第三节　备用方

华佗累效散（《医宗金鉴·外科心法要诀》）

【组成】乳香　硇砂各一钱（3g）　　轻粉五分（1.5g）　　橄榄核烧，存性三枚　黄丹三分（1g）

【制法】上药共研为细末。

【用法】用香油调药末如糊状，涂敷于患处，每日 1 次。

【功效】活血破瘀，解毒止痛。

【主治】甲疽（嵌甲症）。

《医宗金鉴·外科心法要诀》中外用华佗累效散主治甲疽："因割嵌指甲伤肉，或剔甲伤肉，或甲长侵肉，穿窄小靴鞋，以致甲旁焮肿破烂，时津黄水，胬肉高突，疼痛难忍，不能著衣。"（注：与"甲疽"类似的主要有嵌甲症等）

止痛麻药（《疡医大全》）

【组成】川乌尖　草乌尖　生南星　生半夏　荜茇　胡椒各五钱（各15g）　　蟾酥一钱五分（4.5g）

【制法】上药共研为细末，用鱼胶烊化，入药拌匀，阴干，备用。

【用法】临用时水磨涂于肉上。

【功效】药力麻住，刀割不痛。

【主治】痈疽需要切开时。

第四节 古籍原方

铁粉散（《疡医大全》）

生铁粉即针砂，如无，用黑铅四两，铁杓化开，倾水中冷定取出，又化又倾，以尽为度，去水取净末三钱 黄丹水飞 轻粉 松香各一钱 麝香一分

各研细末，共和一处，再研匀。将患处以葱汤洗去血水腐臭，香油调搽患上，油纸盖上线扎。

《医宗金鉴·外科心法要诀》中外用铁粉散主治冷疗："生在足跟，由湿寒凝结而成。形如枣栗，起紫白疱，疼痛彻骨，渐生黑气，腐烂孔深，时流血水，气秽经久不敛者，宜神灯照法照之，铁粉散敷之。"

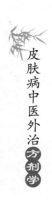

附录一 关于加强医疗机构中药制剂管理的意见

　　医疗机构中药制剂是医疗机构根据本单位临床需要经批准而配制、自用的固定的中药处方制剂。长期以来，医疗机构中药制剂在满足临床需求、促进中医药事业发展方面发挥了重要作用，但是，也存在发展不平衡、与中医临床需求结合不够、优势和特色体现不突出等问题。根据《药品管理法》及相关规定，为贯彻落实《中共中央国务院关于深化医药卫生体制改革的意见》（中发〔2009〕6号）和《国务院关于扶持和促进中医药事业发展的若干意见》（国发〔2009〕22号），遵循中医药发展规律，充分体现中药制剂特点，加强医疗机构中药制剂管理，促进医疗机构中药制剂发展，现提出以下意见：

一、深刻认识发展医疗机构中药制剂的重要意义

　　医疗机构中药制剂以临床应用效果良好的中药处方为基础研制而成，具有临床疗效确切、使用方便、费用相对低廉等优势，体现了中医地域特色、医院特色、专科特色和医生的临床经验，是中医临床用药的重要组成部分。医疗机构中药制剂的使用能够弥补市售中成药产品不足，有利于满足群众的中医药服务需求；能够服务于临床需求，有利于提高中医临床疗效；能够带动特色专科及医院特色建设与发展，有利于保持发挥中医药特色与优势；能够有效继承名老中医药专家的临床经验，有利于推动中医药的继承与创新；能

够为新药研发奠定良好基础，有利于促进中药新药研发。《国务院关于扶持和促进中医药事业发展的若干意见》（国发〔2009〕22号）中指出，要"鼓励和支持医疗机构研制和应用特色中药制剂"。扶持和促进医疗机构中药制剂发展对于深化医药卫生体制改革、提高人民群众健康水平、促进和谐社会有十分重要的意义。

二、发展医疗机构中药制剂的基本原则

一是重特色。发展医疗机构中药制剂要紧密结合本医疗机构的中医专科特色，注重体现地域特点和疾病谱特点，体现工艺、剂型的传统特色和合理性。

二是讲实效。发展医疗机构中药制剂要注重安全性，突出疗效，保证质量，方便使用，要与当地经济社会发展水平相适应。

三是抓重点。发展医疗机构中药制剂要统筹规划，突出重点领域与品种，避免盲目追求品种数量，改变小而全、多而散的状况。

四是重传承。医疗机构中药制剂的研制要注重以名老中医长期临床实践的验方为基础，与名老中医临床经验和学术的传承相结合。

五是循规律。发展医疗机构中药制剂既要体现辨证论治，突出中药传统特色，又要遵循药物研发的基本规律，注重临床使用数据的积累和效果的评价。

六是求发展。发展医疗机构中药制剂要把社会效益放在首位，立足于满足病人的需求，规范管理，不断提高制剂水平，为名科、名院建设和中医药事业发展服务。

三、加强医疗机构中药制剂注册管理

（一）各省、自治区、直辖市药品监督管理部门应根据《药品管理法》《药品管理法实施条例》等法律法规的规定，切实加强医

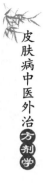

疗机构中药制剂的监督管理，保障医疗机构中药制剂的安全、有效和质量可控。应按照《医疗机构制剂注册管理办法》（试行）的要求，结合本地实际制定实施细则，突出继承传统，体现中医药理论特色，发挥中医药临床治疗优势，为中药新药的研制奠定基础。

（二）《医疗机构制剂注册管理办法》（试行）中规定，根据中医药理论组方，利用传统工艺配制（即制剂配制过程没有使原组方中治疗疾病的物质基础发生变化的），且该处方在本医疗机构具有5年以上（含5年）使用历史的中药制剂，可免报资料项13～17。

利用传统工艺配制是指配制工艺与传统工艺基本一致，包括中药饮片经粉碎或仅经水提取制成的固体、半固体和液体传统剂型、现代剂型，也包括按传统方法制成的酒剂、酊剂。

本医疗机构具有5年以上（含5年）使用历史是指能够提供在本医疗机构连续使用5年以上的文字证明资料（如医师处方、科研课题记录、临床调剂记录等），并提供100例以上相对完整的临床病历。

（三）医疗机构中药制剂的临床研究应注重安全性评价。不具备成立伦理委员会的医疗机构申请中药制剂临床研究，可委托已按规定向药品监督管理部门备案的其他医疗机构伦理委员会进行审查。

（四）下列情况不纳入医疗机构中药制剂管理范围：

1. 中药加工成细粉，临用时加水、酒、醋、蜜、麻油等中药传统基质调配、外用，在医疗机构内由医务人员调配使用。

2. 鲜药榨汁。

3. 受患者委托，按医师处方（一人一方）应用中药传统工艺加工而成的制品。

四、完善医疗机构中药制剂的配制管理

（一）各地应推进《医疗机构制剂配制质量管理规范》（试行）

的实施，加强医疗机构中药制剂的配制管理，不断提高医疗机构中药制剂的质量管理水平。

（二）已获得批准的"医院"类别医疗机构中药制剂，如不具备配制条件或配制能力不足，经省级食品药品监督管理部门批准，可委托本辖区内符合条件的医疗机构制剂室或药品生产企业配制。

（三）《中国药典》制剂通则中未规定微生物检查要求的，其制剂配制可不要求在洁净区操作；非无菌制剂的药材净制、漂洗等前处理和提取用水可使用符合卫生学标准的饮用水。

五、加强医疗机构中药制剂的使用管理

（一）医疗机构中药制剂只能在本医疗机构内凭医师处方使用，不得在市场上销售或者通过互联网、邮购等变相销售，不得发布医疗机构中药制剂的宣传广告。

（二）发生灾情、疫情、突发事件或者临床急需而市场没有供应等特殊情况下，经国务院或者省、自治区、直辖市人民政府的药品监督管理部门批准，医疗机构配制的制剂可以在指定的医疗机构之间调剂使用。

符合《医疗机构制剂注册管理办法》（试行）医疗机构调剂使用有关规定的民族药制剂，经省级食品药品监督管理部门批准，可以在本辖区内指定的民族医医疗机构和综合性医院民族医科室之间调剂使用，具体实施规定由各民族地区省级药品监督管理部门会同中医药管理部门，结合本地区实际情况制定。

（三）属于下列情形之一的医疗机构中药制剂，经省级中医药管理部门审核同意，并经省级药品监督管理部门批准，可在本行政区域内指定的医疗机构之间使用。跨辖区使用的须经国家中医药管理局审核同意，并经国家食品药品监督管理局批准。

1. 经卫生部或国家中医药管理局批准的对口支援。

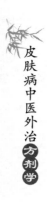

2. 国家级重点专科技术协作。

3. 国家级科研课题协作。

申请及批准时，应提供相关证明文件并明确数量、用途、使用范围和期限等，使用期限一般不超过 6 个月。

取得制剂批准文号的医疗机构应当对批准使用的医疗机构制剂的质量负责。使用制剂的医疗机构应当严格按照制剂的说明书使用，并对超范围使用或者使用不当造成的不良后果承担责任。

各级卫生行政管理部门、食品药品监督管理部门和中医药管理部门要高度重视医疗机构中药制剂的发展，进一步加强沟通协作，充分发挥指导作用，保证医疗机构中药制剂发展的方向和重点，贯彻落实医疗机构中药制剂管理的各项规定，严格把关，认真审查，保证质量，突出特色，既要保证中医临床用药的安全、有效，又要充分考虑医院和人民群众的实际需求，促进医疗机构中药制剂的健康发展，繁荣中医药事业。

附录二 中医医院皮肤科建设与管理指南（试行）

（征求意见稿）

一、总则

第一条 为指导和加强中医医院皮肤科规范化建设和科学管理，突出中医特色，提高临床疗效，总结中医医院皮肤科建设与管理经验，参照有关法律法规，制定本指南。

第二条 本指南旨在指导中医医院及其皮肤科管理者加强科室中医特色建设与管理，同时可作为中医药管理部门开展评价工作的参考和依据。

第三条 二级以上中医医院皮肤科参照本指南建设和管理。

第四条 中医医院皮肤科应当主要在中医理论指导下，应用药物和技术开展皮肤病诊疗工作，注重突出中医特色，充分发挥中医优势，继承创新和发展中医特色诊疗技术，不断提高诊疗水平。

第五条 各级中医药管理部门应当加强对中医医院皮肤科的指导和监督，中医医院应当加强对皮肤科的规范化建设和管理，保证中医特色优势的保持和发展，不断提高临床诊疗水平，保证医疗质量和安全。

二、基本条件

第六条 中医医院皮肤科应当具备与医院级别、科室功能相适

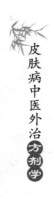

应的场所、设施、设备、药品和技术力量，保障皮肤病诊疗工作有效开展。

第七条　中医医院皮肤科应当开设独立的专业门诊，有条件的可以开设病房，有急症处理能力的可以开设急诊。

第八条　中医医院皮肤科门诊应当设置候诊区、诊室、检查室、治疗室，各区域布局合理，就诊流程便捷，保护患者隐私。建筑格局和设施应当符合医院感染管理要求。

中医医院皮肤科病房应当设置治疗室和患者淋浴室，有条件的应当设置药浴室、熏蒸室，应当通风良好，绝缘防雾，铺设防滑地砖。

开展中药临方调配的，应具备外用中药临方调配的条件。

第九条　中医医院皮肤科应当根据医疗需要及其工作量，合理配备不同类别与数量的专业技术人员。

第十条　中医医院皮肤科设备设施配置应当与医院级别、科室功能相适应，达到中医医院医疗设备配置标准要求（见附件1）。

设置药浴室的，应当配备煎药设备、浴盆、水温调节与定时装置、应急呼叫装置、消毒设备等。

第十一条　中医医院皮肤科应当建立健全并严格执行各项规章制度、岗位职责、诊疗规范与技术操作规程，保证医疗质量及医疗安全。

根据本科室情况，建立药浴、擦药、湿敷、熏蒸、腧穴治疗、外用中药临方调配等皮肤科常用诊疗技术操作规范及其相应的管理制度。

三、人员队伍

第十二条　中医医院皮肤科医师中中医类别执业医师应占70%以上，并根据工作需要配备其他类别的执业医师。

第十三条 中医医院皮肤科医师队伍，高级、中级、初级专业技术职务任职资格的人员比例应当合理（1∶2∶3）。年龄构成应老、中、青基本均衡，力求在不同年龄段均无人才断档。对于本科室的优势病种和主要病种，均有连续的人员梯队。

第十四条 中医医院皮肤科医生均应接受过中医皮肤科专门训练，掌握中医学和皮肤病学的基本理论、基础知识和基本操作技能。

住院医师经规范化培训后应熟练掌握本科室常见病种（病证）的诊断标准，掌握本科主要病种诊疗方案（规范）和基本诊疗技能，掌握常用中药方剂 90 首（见附件 2），掌握皮肤科常用诊疗技术的操作。

中医类别主治医师应当在达到住院医师基本要求基础上，对某些病种具有较高的中医诊疗水平，对临床常见的疑难病形成系统的中医诊疗思路，积累相当的诊疗经验，并能指导下级医师开展中医诊疗工作。

中医类别副主任及以上医师应当在达到主治医师基本要求基础上，具有较高的中医理论素养与丰富的实践经验，具备对少见皮肤病的中医诊断和应用中医方法处理疑难、危重皮肤病的能力，具备对本科室重要中医诊断和治疗方案做出最终决策的能力。

第十五条 中医医院皮肤科住院医师应在完成规范化培训中的转科培训后，在皮肤科上级医师指导下，重点培训常见皮肤病的诊断标准、本科主要病种的诊疗方案（规范）和基本诊疗方法、皮肤科常用诊疗技术的操作。

中医类别主治医师主要通过参加学习班、进修、跟师学习等方式，重点培训疑难病的中医诊疗技术方法、新技术新方法、名老中医专家的学术经验等，明确个人专业发展方向，并掌握一项以上中医专业特长。在晋升副主任医师之前，有到国家中医药管理局重点

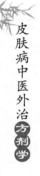

皮肤专科或三级甲等中医院皮肤科进修半年以上的经历。

中医类别副主任医师以上人员主要通过参加高级研修班、学术会议、跟师学习等方式，重点培训少见皮肤病和疑难、危重皮肤病的中医诊疗技术方法、中医皮肤病学新进展。

第十六条 皮肤科主任应具有从事皮肤科专业 5 年以上工作经历并具有一定的行政管理能力。二级中医医院皮肤科主任应当由具备中级以上专业技术职务任职资格的中医类别执业医师担任，三级中医医院皮肤科主任应由具备副高级以上专业技术职务任职资格的中医类别执业医师担任。

第十七条 中医医院皮肤科执业医师人数在 10 人以上的，应建立学术带头人制度。

学术带头人作为本科室的学术权威，应当在专业领域有一定学术地位，具有正高级以上专业技术职务任职资格，从事中医皮肤科专业临床工作 20 年以上。学术带头人负责本科室中医特色的传承和创新，为组织制定与实施重点项目提供决策，把握本科室发展方向。

第十八条 中医医院皮肤科应做好本科室名老中医专家学术经验继承，采取师带徒、名医讲堂、老专家工作室等方式，整理、传承名老中医专家的学术经验。

第十九条 中医医院皮肤科的学术继承人应从事中医皮肤科专业 10 年以上，二级中医医院学术继承人应具有中级以上专业技术职务任职资格，三级中医医院学术继承人应具有副高级以上专业技术职务任职资格。

学术继承人培养应充分利用本科室、本院以及本地区的资源，通过跟师学习、进修、学术交流等方式，着重进行中医理论素养、老专家独特经验、中医皮肤病学新进展等方面的培训。

第二十条 中医医院皮肤科护理人员应全部系统接受中医知识

与技能培训，西医院校毕业的护士三年内中医知识与技能培训时间不少于100学时。

第二十一条　中医医院皮肤科护士应掌握中医药治疗常见皮肤病的基本知识，掌握皮肤科常见病、多发病的基本护理知识和方法，掌握皮肤科中医护理常规和皮肤科中医特色护理技术操作规程，提供具有中医药特色的皮肤病康复和健康指导。

第二十二条　中医医院皮肤科护士长是皮肤科护理质量的第一责任人。二级中医医院皮肤科护士长应具备护师以上专业技术职务任职资格、具有3年以上皮肤科临床护理工作经验；三级中医医院皮肤科护士长应具备主管护师以上专业技术职务任职资格、具有5年以上皮肤科临床护理工作经验。

第二十三条　中医医院皮肤科应鼓励应用中医药方法，促进中医诊疗水平的提高。应建立绩效考核制度，将辨证论治优良率、中成药辨证使用率、中医治疗率、门诊中药饮片处方占门诊处方总数的比例、急诊应用中医诊疗技术、急重症中医参与率、治愈好转率等纳入医师绩效考核指标体系，完善激励机制和职称晋升制度。

四、服务技术

第二十四条　中医医院皮肤科应当注重继承发扬中医传统诊疗技术，在保证医疗安全和患者利益的前提下，积极探索中医诊疗新技术。

第二十五条　中医医院皮肤科应当具备常见、多发皮肤病诊治的能力，二级中医院应能开展白疕、风湿疡、湿疮、瘾疹、蛇串疮、粉刺、黄褐斑、脱发、白驳风等皮肤病的诊疗。三级中医医院应当在二级中医医院服务能力的基础上，开展红皮病、臁疮、红蝴蝶疮、天疱疮、特殊类型白疕、皮痹、狐惑病等疑难及危重皮肤病的诊疗工作。

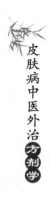
第二十六条　中医医院皮肤科应开展湿敷、清创、药膜、贴敷、面膜、罐疗、针灸等中医特色服务项目；积极创造条件开展药浴、熏蒸、放血、熏药、鲜药外治、临方调配等服务项目。

第二十七条　中医医院皮肤科应当制定常见皮肤病及本科室重点病种的中医诊疗方案，并定期对实施情况进行分析、总结及评估，以安全、有效、方便、经济为核心，不断优化诊疗方案。

第二十八条　中医医院皮肤科应当根据发展方向和建设规划，注重引进吸收新的诊疗技术，并以临床为基础、疗效为核心，在中医理论、技术方法、药物制剂等方面积极探索，大胆创新。

传统外治疗法和外用制剂是体现中医医院皮肤科诊疗特色的重要方面。应当在继承现有传统特色制剂的基础上，积极探索开发新的制剂，更好地满足临床需要。

五、环境形象

第二十九条　中医医院皮肤科应根据本单位和本科室的实际情况，在环境形象建设上注重体现中医药文化。

第三十条　中医医院皮肤科环境形象建设的重点应包括门诊走廊和候诊区、病房走廊、治疗室等区域。

第三十一条　中医医院皮肤科的环境形象建设应通过内部装饰，重点传播中医药防治皮肤病的理念，宣传中医药防治皮肤病的知识，介绍中医药防治皮肤病的方法及专家特长，彰显中医药特别是本科室防治皮肤病的特色和优势，营造良好的中医药文化氛围。宣传知识、介绍方法和彰显特色的具体内容应依据病种的变化而及时调整。

第三十二条　中医医院皮肤科的内部装饰根据不同的区域、内容，可以采用有关名医名言警句的书画作品、中医皮肤科历史人物和本科室名医塑像或照片、招贴画、橱窗展柜、实物、触摸屏、视频网络、宣传折页等方法。

六、附则

第三十三条 皮肤科开展临床教学和科研工作按照相关要求执行。

第三十四条 中西医结合医院、中医专科医院、综合医院中医临床科室以皮肤病诊疗为特色的，参照本指南进行建设和管理。

第三十五条 民族医医院皮肤科建设与管理指南由各省、自治区、直辖市另行制定。

第三十六条 本指南由国家中医药管理局负责解释。

第三十七条 本指南自发布之日起施行。

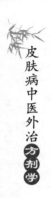

附件1：中医医院皮肤科设备配备目录

一、二级中医医院皮肤科设备配备目录

多功能电离子手术治疗机、CO_2激光治疗仪、半导体激光治疗仪、医用微波仪、过敏原检测仪、紫外线治疗仪、显微镜、手术器材、高频电针、电刀、电灼器。

二、三级中医医院皮肤科设备配备目录

多功能电离子手术治疗机、CO_2激光治疗仪、半导体激光治疗仪、准分子激光治疗仪、微波治疗仪、生物共振检测治疗仪、过敏原检测仪、紫外线治疗仪、蓝红光痤疮治疗仪、多功能手术仪、显微镜、手术器材、高频电针、电刀、电灼器、病理切片机、红宝石激光美容仪、光子嫩肤仪、半导体激光脱毛机、中药熏洗机。

附件 2：中医医院皮肤科常用中药方剂目录

1. 八珍汤（《正体类要》） 2. 白虎汤（《伤寒论》） 3. 保元汤（《外科正宗》） 4. 半夏泻心汤（《伤寒论》） 5. 半夏厚朴汤（《金匮要略》） 6. 萆薢渗湿汤（《疡科心得集》） 7. 萆薢化毒汤（《疡科心得集》） 8. 补中益气汤（《脾胃论》） 9. 八正散（《太平惠民和剂局方》） 10. 除湿胃苓汤（《医宗金鉴》） 11. 柴胡疏肝散（《证治准绳》引《统旨》） 12. 川芎茶调散（《太平惠民和剂局方》） 13. 大承气汤（《伤寒论》） 14. 丹栀逍遥散（《薛氏医案》） 15. 导赤散（《小儿药证直诀》） 16. 当归四逆汤（《伤寒论》） 17. 当归饮子（《医宗金鉴·外科心法要诀》） 18. 地黄饮子（《宣明论方》） 19. 独活寄生汤（《千金方》） 20. 二陈汤（《太平惠民和剂局方》） 21. 二妙丸（《丹溪心法》） 22. 二至丸（《证治准绳》） 23. 防风通圣散（《宣明论方》） 24. 桂枝汤（《伤寒论》） 25. 桂枝麻黄各半汤（《伤寒论》） 26. 甘露消毒丹（《温热经纬》） 27. 活血散瘀汤（《外科正宗》） 28. 黄连解毒汤（《外台秘要》引崔氏方） 29. 化斑汤（《温病条辨》） 30. 化斑解毒汤（《医宗金鉴》） 31. 化坚二陈丸（《医宗金鉴》） 32. 金匮肾气丸（《金匮要略》） 33. 金铃子散（《素问病机气宜保命集》） 34. 荆防败毒散（《医宗金鉴》） 35. 凉血四物汤（《医宗金鉴》） 36. 六味地黄丸（《小儿药证直诀》） 37. 龙胆泻肝汤（《兰室秘藏》） 38. 麻黄附子细辛汤（《伤寒论》） 39. 麻黄汤（《伤寒论》） 40. 麻黄连翘赤小豆汤（《伤寒论》） 41. 麻杏石甘汤（《伤寒论》） 42. 枇杷清肺饮（《医宗金鉴·外科心法要诀》） 43. 平胃散（《太平惠民和剂局方》） 44. 普济消毒饮（《东垣试效方》） 45. 枇杷清肺饮（《医宗金鉴·外科心法要诀》） 46. 秦艽丸（《医宗金鉴·

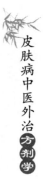

外科心法要诀》） 47. 青蒿鳖甲汤（《温病条辨》） 48. 清瘟败毒饮（《疫疹一得》） 49. 清营汤（《温病条辨》） 50. 清暑汤（《外科证治全生集》） 51. 清骨散（《证治准绳》） 52. 七宝美髯丹（《医方集解》引邵应节方） 53. 三仁汤（《温病条辨》） 54. 桑菊饮（《温病条辨》） 55. 四君子汤（《太平惠民和剂局方》） 56. 四物消风饮（《医宗金鉴》） 57. 四妙丸（《全国中药成药处方集》） 58. 四妙勇安汤（《验方新编》） 59. 四逆散（《伤寒论》） 60. 四物汤（《太平惠民和剂局方》） 61. 参苓白术散（《太平惠民和剂局方》） 62. 神应养真丹（《宣明论方》） 63. 桃红四物汤（《医宗金鉴·妇科心法要诀》） 64. 通窍活血汤（《医林改错》） 65. 痛泻要方（《丹溪心法》） 66. 五苓散（《伤寒论》） 67. 五味消毒饮（《医宗金鉴·外科心法要诀》） 68. 五子衍宗丸（《医学入门》） 69. 泻黄散（《小儿药证直诀》） 70. 犀角地黄汤（《千金方》） 71. 仙方活命饮（《校注妇人良方》） 72. 消风散（《外科正宗》） 73. 逍遥散（《太平惠民和剂局方》） 74. 辛夷清肺饮（《外科正宗》） 75. 小柴胡汤（《伤寒论》） 76. 血府逐瘀汤（《医林改错》） 77. 玉屏风散（《丹溪心法》） 78. 阳和汤（《外科证治全生集》） 79. 益胃汤（《温病条辨》） 80. 薏苡附子败酱散（《金匮要略》） 81. 养血润肤饮（《外科证治全书》） 82. 茵陈蒿汤（《伤寒论》） 83. 一贯煎（《续名医类案》） 84. 银翘散（《温病条辨》） 85. 栀子金花丸（《景岳全书》） 86. 猪苓汤（《伤寒论》） 87. 增液汤（《温病条辨》） 88. 知柏地黄丸（《症因脉治》） 89. 竹叶石膏汤（《伤寒论》） 90. 真武汤（《伤寒论》）

主要参考书目

1. 战国·佚名. 黄帝内经. 北京：中国医药科技出版社，2013.

2. 晋·葛洪. 肘后备急方. 天津：天津科学技术出版社，2005.

3. 南北朝·龚庆宣. 刘涓子鬼遗方. 北京：人民卫生出版社影印.

4. 丁光迪. 诸病源候论校注. 北京：人民卫生出版社，2013.

5. 唐·孙思邈. 备急千金要方. 北京：中医古籍出版社，1999.

6. 唐·孙思邈. 千金翼方. 太原：山西科学技术出版社，2010.

7. 唐·王焘. 外台秘要方. 北京：华夏出版社，1993.

8. 宋·东轩居士. 卫济宝书. 北京：人民卫生出版社影印.

9. 宋·陈自明. 外科精要. 北京：中国医药科技出版社，2011.

10. 元·王好古. 汤液本草. 北京：华夏出版社，1998.

11. 元·齐德之. 外科精义. 北京：人民卫生出版社影印.

12. 明·杨清叟. 仙传外科集验方. 北京：人民卫生出版社.

13. 明·薛己. 薛氏医案. 北京：中国医药科技出版社，2011.

14. 明·汪机. 外科理例. 北京：人民卫生出版社.

15. 明·陈嘉谟. 本草蒙筌. 北京：华夏出版社，1998.

16. 明·李时珍. 本草纲目. 北京：人民卫生出版社，2013.

17. 明·申斗垣. 外科启玄. 北京：人民卫生出版社.

18. 明·王肯堂. 疡医证治准绳. 北京：人民卫生出版社，2014.

19. 明·陈实功. 外科正宗. 北京：人民卫生出版社，2007.

20. 清·张志聪. 本草崇原. 北京：华夏出版社，1998.

21. 清·祁坤. 外科大成. 上海：上海科学技术出版社，1958.

22. 清·陈士铎. 洞天奥旨. 北京：中国医药科技出版社，2011.

23. 清·汪昂. 本草备要. 北京：华夏出版社，1998.

24. 清·张璐. 本经逢原. 北京：华夏出版社，1998.

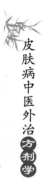

25. 清·徐灵胎. 神农本草经百种录. 北京：华夏出版社, 1998.

26. 清·王维德. 外科证治全生集. 北京：人民卫生出版社, 2006.

27. 清·吴谦. 外科心法要诀. 北京：中国医药科技出版社, 2012.

28. 清·顾世澄. 疡医大全. 北京：中国中医药出版社, 1994.

29. 清·严西亭, 施澹宁, 洪缉庵. 得配本草. 北京：华夏出版社, 1998.

30. 清·黄宫绣. 本草求真. 北京：华夏出版社, 1998.

31. 清·高秉钧. 疡科心得集. 北京：人民卫生出版社, 2006.

32. 清·许克昌, 毕法. 外科证治全书. 北京：人民卫生出版社.

33. 清·姚澜. 本草分经. 北京：华夏出版社, 1998.

34. 清·吴尚先. 理瀹骈文. 北京：华夏出版社, 1997.

35. 清·马培之. 外科传薪集. 北京：华夏出版社, 1997.

36. 清·易凤翥. 外科备要. 北京：中医古籍出版社, 2011.

37. 北京中医医院. 赵炳南临床经验集. 北京：人民卫生出版社, 1975.

38. 赵炳南, 张志礼. 简明中医皮肤病学. 北京：中国中医药出版社, 2014.

39. 范瑞强, 邓丙戌, 杨志波. 中医皮肤性病学. 北京：科学技术文献出版社, 2010.

40. 谭新华, 陆德铭. 中医外科学. 北京：人民卫生出版社, 1999.

41. 赵辨. 中国临床皮肤病学. 南京：江苏科学技术出版社, 2009.

42. 李经纬, 等. 中医大辞典. 北京：人民卫生出版社, 1995.

43. 邓丙戌. 皮肤病中医外治学. 北京：科学技术文献出版社, 2005.

44. 李冀. 方剂学. 北京：中国中医药出版社, 2012.

45. 许济群, 王绵之. 方剂学. 北京：人民卫生出版社, 2015.

46. 谢鸣, 周然. 方剂学. 北京：人民卫生出版社, 2015.

47. 范碧亭. 中药药剂学. 上海：上海科学技术出版社, 1997.

48. 张兆旺. 中药药剂学. 北京：中国中医药出版社, 2003.

49. 杨明. 中药药剂学. 北京：中国中医药出版社, 2012.

50. 翁维良, 房书亭. 临床中药学. 郑州：河南科学技术出版社, 1998.